Checkliste Kardiologie

Checklisten
der aktuellen Medizin

Herausgegeben von Alexander Sturm
Felix Largiadèr · Otto Wicki

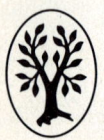

Georg Thieme Verlag Stuttgart · New York

Checkliste Kardiologie

Untersuchungstechniken – Krankheitsbilder – Therapie

Hans Hochrein, Palle Bentsen,
Cornelis Langescheid, Detlev Nunberger

31 Abbildungen, 19 Tabellen

1988
Georg Thieme Verlag Stuttgart · New York

CIP-Titelaufnahme der Deutschen Bibliothek

Checkliste Kardiologie : Unters.-Techniken – Krankheitsbilder
– Therapie / Hans Hochrein ... – Stuttgart ; New York :
Thieme, 1988
  (Checklisten der aktuellen Medizin)
NE: Hochrein, Hans [Mitverf.]

Wichtiger Hinweis: Medizin als Wissenschaft ist ständig im Fluß. Forschung und klinische Erfahrung erweitern unsere Kenntnisse, insbesondere was Behandlung und medikamentöse Therapie anbelangt. Soweit in diesem Werk eine Dosierung oder eine Applikation erwähnt wird, darf der Leser zwar darauf vertrauen, daß Autoren, Herausgeber und Verlag größte Mühe darauf verwandt haben, daß diese Angabe genau dem **Wissensstand bei Fertigstellung des Werkes** entspricht. Dennoch ist jeder Benutzer aufgefordert, die Beipackzettel der verwendeten Präparate zu prüfen, um in eigener Verantwortung festzustellen, ob die dort gegebene Empfehlung für Dosierungen oder die Beachtung von Kontraindikationen gegenüber der Angabe in diesem Buch abweicht. Das gilt besonders bei selten verwendeten oder neu auf den Markt gebrachten Präparaten und bei denjenigen, die vom Bundesgesundheitsamt (BGA) in ihrer Anwendbarkeit eingeschränkt worden sind. Benutzer außerhalb der Bundesrepublik Deutschland müssen sich nach den Vorschriften der für sie zuständigen Behörde richten.

© 1988 Georg Thieme Verlag, Rüdigerstraße 14, D-7000 Stuttgart 30
Printed in Germany
Satz und Druck: Druckhaus Dörr, Inhaber Adam Götz, D-7140 Ludwigsburg (Linotype System 5 [202])

ISBN 3-13-719901-8   1 2 3 4 5 6

IV

Anschriften

Dr. med. P. Bentsen, Oberarzt
Universitätsklinikum Rudolf Virchow – Wedding
III. Medizinische Klinik – Kardiologie
Augustenburger Platz 1, 1000 Berlin 65

Prof. Dr. med. H. Hochrein, Chefarzt
Universitätsklinikum Rudolf Virchow – Wedding
III. Medizinische Klinik – Kardiologie
Augustenburger Platz 1, 1000 Berlin 65

Dr. med. C. Langescheid, Oberarzt
Universitätsklinikum Rudolf Virchow – Wedding
III. Medizinische Klinik – Kardiologie
Augustenburger Platz 1, 1000 Berlin 65

Prof. Dr. med. F. Largiadèr
Vorsteher des Departements Chirurgie
und Direktor der Klinik für Viszeralchirurgie
Universitätsspital
CH-8091 Zürich

Dr. med. D. Nunberger, Oberarzt
Universitätsklinikum Rudolf Virchow – Wedding
III. Medizinischen Klinik – Kardiologie
Augustenburger Platz 1, 1000 Berlin 65

Prof. Dr. med. A. Sturm
Direktor der Medizinischen Universitätsklinik
Ruhruniversität Bochum, Klinikum Marienhospital
4690 Herne/Westf.

Dr. med. O. Wicki
Chefarzt der Chirurgischen Abteilung
Kantonales Spital
CH-6110 Wolhusen

gewidmet

Herrn Prof. Dr. A. Fleckenstein

stellvertretend für alle Kardiologen, die unseren Weg kreuzten, von denen wir lernen konnten und die uns geprägt haben.

Vorwort der Herausgeber

Die Checklisten der aktuellen Medizin sollen als Informations- und Nachschlagewerk dienen. Durch ihr handliches Format sind sie immer griffbereit und erlauben dem Arzt eine rasche Orientierung über:

- wesentliche Haupt- und Nebensymptome einer Erkrankung,
- notwendige und wichtige Untersuchungen zu ihrer Diagnostik,
- konservative und evtl. chirurgische Therapiemöglichkeiten,
- differentialdiagnostische und differentialtherapeutische Überlegungen bei schwierigen und wesentlichen Krankheitsbildern.

Die Checklisten wollen und können ein diagnostisches Handbuch oder ein großes Lehrbuch nicht ersetzen; sie sollen als übersichtliche Gedächtnisstütze dienen. Zur straffen, aber nicht vereinfachenden Gliederung wurden die meisten Angaben nur stichwortartig formuliert. Bewußt wurde zugunsten einer übersichtlichen praxis- und kliniknahen Aktualität in Diagnostik und Therapie der Nachteil fehlender Literaturhinweise und der Verzicht auf die Beschreibung sehr seltener Krankheitsbilder in Kauf genommen.

Die Checklisten sind vornehmlich bestimmt für die Klinikärzte, die auf dem im einzelnen abgehandelten Fachgebiet nicht spezialisiert sind, für niedergelassene Ärzte aller Fachrichtungen sowie für fortgeschrittene Studenten. Die Checkliste gliedert sich in 3 Teile:

- Der 1. Teil (graue Balken) beschreibt Untersuchungstechniken in Praxis und Klinik.
- der 2. Teil (blaue Balken) behandelt Ätiologie, Pathogenese und klinische Symptomatologie, zur Diagnose führende Befunde und Untersuchungsmethoden, evtl. Differentialdiagnose sowie die konservative Therapie der einzelnen Krankheitsbilder.
- Der 3. Teil (rote Balken) enthält – soweit für das besprochene Fachgebiet notwendig – kurze Hinweise zur möglichen Operationsindikation, Operationsprinzip und -technik sowie Hinweise für intensivtherapeutische Maßnahmen.

Bisher erschienen folgende Checklisten:

- Konservative Medizin: Gefäßsystem/Hypertonie, Endokrinologie und Stoffwechsel, Intensivmedizin, Onkologie, Gastroenterologie, Hämatologie, Pneumologie, Dermatologie und Venerologie, Bildgebende Verfahren, Psychiatrie, Neurologische Notfälle.
- Operative Fächer: Urologie, Viszerale Chirurgie, Gynäkologie, Geburtshilfe, Orthopädie, Traumatologie, Kinderchirurgie, Ambulante Chirurgie, Gipstechnik.

Die Fachgebiete Rheumatologie, Arbeitsmedizin, Manuelle Medizin sowie Genetische Beratung sind in Bearbeitung.

Wir hoffen, daß sich auch die Checkliste Kardiologie an die großen Erfolge der Vorgänger anschließen kann.

Wir sind dem Georg Thieme Verlag, insbesondere den Herren Dr. h.c. G. Hauff und Dr. D. Bremkamp, für die tatkräftige Förderung und Realisierung dieses gemeinsam erarbeiteten Konzeptes sehr zu Dank verpflichtet.

Herne/Bochum, Zürich Wolhusen,   *Alexander Sturm*
Juli 1988   *Felix Largiadèr*
                                        Otto Wicki

Vorwort der Verfasser

Wir haben es als eine reizvolle und ehrenhafte Aufgabe betrachtet, die „Kardiologie" in der Reihe der Checklisten bearbeiten zu dürfen. Wir danken für dieses Vertrauen und hoffen, daß es gelungen ist, ein übersichtliches Taschenbuch für den täglichen Gebrauch zu erstellen. Es erschien zunächst einfacher, aber die schier unendliche Fülle von Daten, Wissen und Erkenntnissen in diagnostischer und therapeutischer Hinsicht in komprimierter Form schlagwortartig darzustellen, erwies sich doch als schwierig und zeitaufwendig. Die gesamte Kardiologie in dieser vorliegenden Kurzform herauszubringen, alle wichtigen und wesentlichen Kapitel zu berücksichtigen, gelang schließlich nur mit dem Kompromiß des Abgrenzens und Ausklammerns.

Diese Liste soll dem kardiologisch interessierten Arzt jeglicher Fachrichtung in Klinik und Praxis und dem Medizinstudenten dienen – weniger dem ausgebildeten Fachkardiologen – es sei denn, er interessiert sich für einige auch recht persönliche Vorstellungen und Meinungen aus unserem klinisch-kardiologischen Alltag.

Es wurden grundlegende und gesicherte Erkenntnisse aus einer über 30jährigen klinischen Tätigkeit so zusammengestellt, wie wir sie heute tagtäglich am Krankenbett anwenden, auf der Basis all der uns gegebenen Möglichkeiten.

Mit einem Schlagwort kurz auszudrücken, was lange Erfahrung in mehreren klinischen Generationen gelehrt hat, darin liegt vielleicht der Wert dieser Arbeit, die uns angeregt und letztendlich viel Freude bereitet hat.

Die größte Freude wäre es für uns, wenn recht viele Kollegen daraus auch Gewinn schöpfen würden für ihre tägliche ärztliche Tätigkeit am herzkranken Patienten.

H. Hochrein

Inhaltsverzeichnis

- Beschwerdekomplex:
Der Herzkranke kann unter einer Vielzahl kardialer und extrakardialer Beschwerden leiden. Art, Intensität und Abhängigkeit der Beschwerden deuten bereits auf unterschiedliche Herzerkrankungen hin. Grundsätzlich kann jede Art von Mißempfindung bei kardialen Erkrankungen vorkommen.
  A. Herz(kardiale)beschwerden:
  1. Herzschmerz:
     - Anfallsweise, kurzdauernd bei Angina pectoris.
     - Anhaltend mit Vernichtungsgefühl beim akuten Myokardinfarkt.
     - Belastungsabhängig.
     - Belastungsunabhängig und nachts bei vasospastischer Prinzmetal-Angina.
  2. Herzklopfen, Palpitationen:
     - Herzrasen, anhaltend oder paroxysmal (anfallsweise) bei Hypertonie, Hyperthyreose, koronarer Herzkrankheit, Myokarditis, hyperkinetischem Herzsyndrom.
     - Den Herzschlag spüren bei Hypertonie, bei Extrasystolie.
     - Unregelmäßiger Herzschlag bei Herzrhythmusstörungen, z. B. Flimmerarrhythmie bei Mitralklappenvitien.
  B. Extrakardiale Beschwerden:
  1. Atemnot durch Lungenstauung (Dyspnoe):
     - In Ruhe bei manifester Linksinsuffizienz (Orthopnoe) und bei Mitralstenose.
     - Belastungsabhängig bei Belastungsherzinsuffizienz.
     - Asthma cardiale, meist nächtliche Dyspnoe bei Flachlagerung durch intermittierende Linksinsuffizienz.
     - Durch chronische Stauung mit Stauungsbronchitis, Stauungspneumonie, stauungsbedingten Pleuraergüssen (Transsudat).
     - Akute Atemnot bei Herzinfarkt mit akuter Linksinsuffizienz.
     - Akute schwere Atemnot bei Lungenödem durch Linksherzversagen und erhaltener rechtsventrikulärer Funktion.
  2. Schwindel:
     - Wechselnd bis dauernd bei Hypertonie, Hypotonie, Herzinsuffizienz, Hypoxämie durch Lungenstauung.
     - Anfallsweise bei wechselnden tachykarden und bradykarden Herzrhythmusstörungen.
     - Bei Lagewechsel (orthostatische Hypotonie).
  3. Bewußtseinsstörung (von Desorientiertheit bis zur Bewußtlosigkeit):
     - Kurzzeitig, anfallsweise bei tachykarden oder bradykarden Herzrhythmusstörungen (MAS-Anfälle).
     - Länger anhaltend, aber reversibel: zerebraler Insult bei zerebraler Embolie, Synkopen bei Aortenstenose.

    – Andauernd irreversibel: zerebrale Ischämie bei anhaltender Kreislaufunterbrechung infolge Kammerflimmern/-flattern oder Asystolie.

4. Leibschmerzen:
 – Bei Stauung (Hepatomegalie, Stauungsgastritis, Meteorismus, Aszites).
 – Bei intestinalen Durchblutungsstörungen besonders postprandial (Angina abdominalis) und bei arterieller Embolie in Nieren oder Intestinaltrakt.

5. Extremitätenschmerzen:
 – Akut durch arterielle Embolien bei intrakardialen Thromben (Mitralvitien, postinfarziell).
 – Chronisch bei venöser Stauung durch Rechtsherzinsuffizienz.

● Vorerkrankungen:
 – Kinderkrankheiten wie Scharlach, Diphtherie, fieberhafte Angina tonsillaris, rheumatisches Fieber.
 – Nierenerkrankungen als Hochdruckursache.
 – Bronchitis, Tuberkulose, Pleuritis, Pneumonie.
 – Risikofaktoren (s. u.).
 – Kardiale Vorerkrankungen wie angeborenes Vitium, Herzinfarkt, Hypertonie.

● Atherogene Risikofaktoren der koronaren Herzkrankheit und des Herzinfarktes:
 – Nikotinabusus.
 – Arterielle Hypertonie.
 – Diabetes mellitus.
 – Hyperlipoproteinämie (Hypercholesterinämie).
 – Hyperurikämie.
 – Übergewicht.
 – Bewegungsmangel.
 – Streßbelastung (nur in Verbindung mit anderen Risikofaktoren bedeutungsvoll).

● Familiäre Belastung:
 – Durch Risikofaktoren (Hypertonie, Diabetes mellitus, Hypercholesterinämie).
 – Durch falsche Eßgewohnheiten (Kohlenhydrat- und Fettmast).
 – Todesursache von Eltern, Großeltern, Geschwistern (Herzinfarkt, zerebraler Insult).

● Medikamente:
  – Digitalisglykoside.
  – Koronartherapeutika (Nitrate, Betablocker, Calciumantagonisten).
  – Antihypertensiva (Diuretika, Vasodilatatoren, Sympathikolytika, ACE-Hemmer, Calciumantagonisten).
  – Antiarrhythmika.
  – Antidiabetika (Sulfonylharnstoffe, Insulin).
  – Lipidsenker (Bezafibrat, Clofibrat, Etofibrat, Sitosterin).
  – Corticosteroide (Prednisolon, Triamcinolon).
  – Allopurinol und Urikosurika.
  – Antikoagulantien (Heparin, Cumarine, Acetylsalicylsäure).

- Bewußtseinslage (schläfrig, somnolent bis bewußtlos):
  - Bei zerebraler Minderdurchblutung durch schwere Herzinsuffizienz, im kardiogenen Schock oder durch bradykarde oder tachykarde Herzrhythmusstörungen.
  - Bei Apoplexie infolge zerebraler Embolie, einer zerebralen Blutung oder eines ischämischen Insultes.
  - Bei respiratorischer Insuffizienz durch Hypoxämie (arterieller pO_2 unter 60 mm Hg) oder Hyperkapnie (arterieller pCO_2 über 60 mm Hg), durch Lungenstauung, Pleuraergüsse oder zentrale Atemlähmung.
- Gesichts(Haut-)farbe:
  - Blaß bei Anämie, im Schock, bei Hypertonie mit erhöhtem peripherem Gefäßwiderstand, bei extremer Bradykardie.
  - Zyanotisch, je nach Ausmaß und Schwere:
    1. Akrozyanose (Nase, Ohren, Wangen, Lippen, Finger, Füße).
    2. Flächenhafte Zyanose, ausgedehnt bis generalisiert.
       a) Durch kardial bedingte respiratorische Insuffizienz (Lungenstauung – Lungenödem) mit erniedrigtem arteriellem pO_2.
       b) Durch vermehrte arteriovenöse Ausschöpfung bei schwerer Herzinsuffizienz mit vermindertem kardialem Auswurfvolumen (Low-output-Syndrom); arterieller pO_2 meist noch normal.
       c) Durch Rechts-links-Shunt bei angeborenen Herzvitien (arterieller pO_2 erniedrigt).
  - Teleangiektasien oder Wangenerythem besonders bei Mitralstenose (Mitralbäckchen).
- Atmung:
  - Dyspnoe (Stadium I–IV) bei extremer, bei stärkerer, bei normaler Belastung und in Ruhe.
  - Orthopnoe mit dem Bedürfnis des Patienten, aufrecht zu sitzen und die Atemhilfsmuskulatur einzusetzen.
  - Große Atmung (Azidoseatmung).
  - Cheyne-Stokessche Atmung (periodisch wechselnde Atemtiefe) bei zerebralen Störungen.
  - Erstickungssyndrom, schwerste Atemnot mit Bewußtseinstrübung bis -verlust.
  - Inspiratorische Dyspnoe bei restriktiver Ventilationsstörung infolge interstitieller Lungenstauung oder Pleuraergüssen.
  - Exspiratorische Dyspnoe bei obstruktiver Ventilationsstörung infolge Stauungsbronchitis oder Lungenödem.

- Halsgefäße:
  - Venenstauung bei Rechtsherzinsuffizienz, Perikarderguß, Concretio pericardii (Panzerherz).
  - Venenpulsation bei Trikuspidalklappeninsuffizienz.
  - Karotispulsationen bei Hypertonie, Aortenklappeninsuffizienz, hochsitzendem Aortenaneurysma, Aortenisthmusstenose.

- Thorax:
  - Pulsationen bei Kadiomegalie, Herzvitien, Herzwandaneurysma.
  - Deformierung durch Kyphoskoliose oder Trichterbrust.

- Abdomen:
  - Epigastrische Pulsationen bei Cor pulmonale.
  - Aortenaneurysma.
  - Aszites bei hydropischer Dekompensation.

- Untere Extremitäten:
  - Blaß bis zyanotisch bei peripheren Durchblutungsstörungen (chronisch oder akut bei arterieller Embolie).
  - Ulcus cruris bei chronisch arteriellen und/oder venösen Durchblutungsstörungen.
  - Beinödeme (Knöchelödeme, prätibiale oder generalisierte Ödeme).
  - Anasarka bei Rechtsinsuffizienz mit hydropischer Dekompensation.

- Finger:
  - Akrozyanose bei kardialer Dekompensation.
  - Trommelschlegelfinger und Uhrglasnägel bei angeborenen Herzvitien mit Rechts-links-Shunt.

- Persönlicher Eindruck des Patienten:
  - Ängstlich, schmerzverzerrt, gespannt, erregt, z. B. bei akutem Herzinfarkt, Lungenödem oder Lungenembolie.

- Radialis- und Ulnarispuls:
  - Pulsqualität:
    1. Tachykard oder bradykard.
    2. Schwach oder kräftig.
    3. Unregelmäßig (absolut arrhythmisch, extrasystolisch).
    4. Schwach und träge (parvus et tardus) wie bei Aortenstenose.
    5. Kräftig mit großer Druckamplitude (celer et altus) wie bei Aorteninsuffizienz und bei arteriosklerotischem Hochdruck.
  - Pulsdifferenz zwischen rechts und links, oben und unten, z. B. bei Aortenisthmusstenose und Aortenbogensyndrom.
  - Pulsdefizit (höhere Herzschlagfolge als periphere Pulsfrequenz), meist bei absoluter Tachyarrhythmie.

- Karotispuls zur Beurteilung der zerebralen Durchblutung (cave: hypersensitiver Karotissinus!).

- Femoralispulse, Popliteapulse, Fußpulse (A. dorsalis pedis und A. tibialis posterior) zur Beurteilung peripherer Durchblutungsstörungen.

- Herzspitzenstoß (normal im 5. ICR in der Medioklavikularlinie).

- Abdomen:
  - Stauungssymptome (Hepatomegalie, Aszites, Meteorismus).
  - Pulsierendes Aortenaneurysma.

- Beine mit Stauungsödemen (Knöchelödeme, prätibiale Unterschenkelödeme, Anasarka).

- Lunge, Stimmfremitus („99"), abgeschwächt oder aufgehoben bei Pleuraerguß.

- Lunge:
  - Abgeschwächter Klopfschall bei Stauungsinfiltration.
  - Abgeschwächt bis aufgehoben bei Stauungserguß (lateral ansteigend in der Ellis-Damoisseauschen Linie).
- Herzgrenzen:
  - Absolute Dämpfung (wenig Aussagekraft), verkleinert bei Emphysem.
  - Relative Dämpfung, entspricht der wirklichen Herzgröße (schwer zu erfassen, somit geringe methodische Bedeutung im Vergleich zur Echokardiographie und Röntgenologie).
- Abdomen:
  - Tympanitischer Klopfschall bei Meteorismus.
  - Flankendämpfung bei Aszites.

- Herztöne:
  - Laut, leise, betont, paukend, gedoppelt, gespalten.
  - 1. Herzton: paukend bei Mitralstenose und Bradykardie; abgeschwächt bei Linksinsuffizienz und Schock; gespalten bei Schenkelblock und ventrikulärer Elektrostimulation (Herzschrittmacher).
  - 2. Herzton: verstärkt bei arterieller Hypertonie und Aortensklerose; abgeschwächt bei Hypotonie, Aortenvitien; gespalten bei Rechtsinsuffizienz, Mitralinsuffizienz, Links-rechts-Shunt, Rechtsschenkelblock; atemunabhängige Spaltung bei Vorhofseptumdefekt, sonst physiologisch bei Inspiration; 2. Pulmonalton (2. ICR links parasternal) betont bei pulmonaler Hypertonie.
  - 3. Herzton: Frühdiastolisch bei Linksinsuffizienz, Mitral- und Aorteninsuffizienz, Pericarditis constrictiva.
  - Frühsystolischer Klick über der Herzbasis bei Aortenvitien, Hypertonie, Aortenaneurysma.
  - Mitralöffnungston: Mindestabstand von 0,06 bis 0,08 s nach dem 2. Herzton bei Mitralstenose.
  - 4. Herzton: Entspricht einem präsystolischen Füllungston bei erhöhtem Ventrikelfüllungsdruck.
  - Galopprhythmus: Dreiertakt durch 3. oder 4. Herzton; präsystolischer Galopp (Tennessee); diastolischer Galopp (Kentucky).
- Herzgeräusche:
  - Präsystolisch bei Mitralstenose mit Sinusrhythmus:

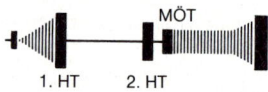

  - Systolisch: holosystolisch, bandförmig oder decrescendoartig bei Mitralinsuffizienz, Trikuspidalinsuffizienz, Ventrikelseptumdefekt:

Spindelförmig: bei Aortenstenose und Pulmonalstenose

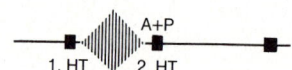

Schwächer ausgeprägt: bei Vorhofseptumdefekt mit Spaltung des 2. Herztons:

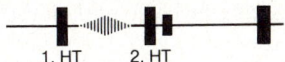

Spätsystolisch: Mitralklappenprolapssyndrom, Aortenisthmusstenose, obstruktive hypertrophische Kardiomyopathie

– Diastolisch: decrescendoartig sofort nach dem 2. Herzton bei Aortenklappeninsuffizienz und Pulmonalklappeninsuffizienz:

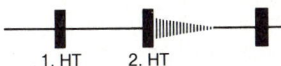

Verzögert nach Mitralöffnungston bei Mitralstenose:

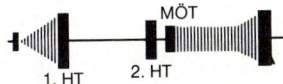

– Systolisch-diastolisch: Maschinengeräusch bei offenem Ductus Botalli:

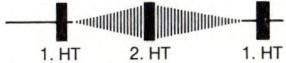

– Reibegeräusch: systolisch-diastolisch, ohrnah, rauh, herzsynchron, atemabhängig in der Intensität: bei Perikarditis.
– Austin-Flint-Geräusch: mesodiastolisch bei schwerer Aorteninsuffizienz mit funktioneller Mitralstenose.
– Graham-Steel-Geräusch: diastolisch bei Mitralstenose mit relativer Pulmonalklappeninsuffizienz.
– Punctum maximum: größte Intensität des Herzgeräusches; über Herzbasis bei Aortenklappenvitien, Pulmonalklappenvitien und Vorhofseptumdefekt; über Erbschem Punkt (3. ICR links parasternal) bei Mitralvitien; über der Herzspitze bei Mitralvitien und Aortenklappenvitien.
– Akzidentelle Geräusche: kurze, schwache, systolische Geräusche mit Wechsel bei Belastung und Lageänderung; meist bei asthenisch-vegetativen Herzgesunden.

- Fortleitung in die Karotiden: systolisch-diastolische Geräusche bei Aortenvitien.
- Sklerosegeräusche über der Aorta.
- Strömungsgeräusche bei hyperkinetischem Herzsyndrom.

● Lunge:
- Rasselgeräusche: fein-, mittel-, grobblasig; beidseitig bei akuter und chronischer pulmonaler Stauung (Linksinsuffizienz und Mitralstenose).
- Pleuraerguß, Stauungserguß (Transsudat): abgeschwächtes bis aufgehobenes Atemgeräusch.

Prinzip

- Am weitesten verbreitet und meist hinreichend genau, auch in der Intensivmedizin.

- Gibt distal einer aufblasbaren Manschette den Gipfel und das Tal der wellenförmigen systolisch/diastolischen Druckschwankungen im Gebiet der großen arteriellen Gefäße an.

Durchführung

- Geeichtes Manometer, senkrechte Quecksilbersäule, RR-Manschettenbreite passend zum Armumfang (im Verhältnis 0,4:1), fest, aber nicht einschnürend anlegen, freie Ellenbeuge, entspannter Arm.
Aufpumpen über systolischen Druck (Arteria-radialis-Kontrolle), Auskultation über A. cubitalis, langsames Ablassen (ca. 3 s/10 mm Hg). Das erste hörbare Geräusch entspricht dem systolischen, das Verschwinden der Geräusche dem diastolischen Blutdruck. Bei hohen diastolischen Werten muß man bis in den Normbereich weiterkontrollieren; u. U. deutliches Leiserwerden als diastolisches Kriterium (häufig bei Schwangeren, Kindern, Hyperthyreose, Belastung).

Blutdruckmessung (Riva-Rocci)

- *Beachte:*
  - Messung im Liegen und Stehen.
  - Nicht zu früh wiederholen (vorher sicher entstauen).
  - Bei Erstuntersuchung Seitenvergleich (Ursachen für konstante RR-Differenzen über 25–30 mm Hg s. Tab. 1).

Tabelle 1   Ursachen der Blutdruckdifferenz zwischen dem rechten und linken Arm (nach Sturm)

Methodische Meßfehler
Weichteilunterschiede
Arrhythmien
Aortenisthmusstenose
Aortenbogensyndrom
Anomalien des Aortenbogens
Marfan-Syndrom
Supravalvuläre Aortenstenose
Chronische arterielle Verschlußkrankheit
Subclavian-steal-Syndrom
Aorten- und Arterienaneurysmen
Panarteriitis nodosa
Mediastinalerkrankungen
Retrosternale Struma
Lungentumoren unterschiedlicher Genese
Einseitige Erkrankungen (Lähmung/Reizung) des N. sympathicus
Einseitiges neurovaskuläres Syndrom (Raynaudsches Phänomen)
Hemiplegie
Syringomyelie

Fehlerquelle

- Bei niedrigem HMV im Schock ist regelhaft der periphere Widerstand erhöht, der Kreislauf zentralisiert; da hierbei peripher am Arm falsch niedrige Werte (bzw. gar keine) gemessen werden, ist eine direkte arterielle Punktion genauer (Methode: dünnlumige Spezialkanüle oder -katheter mit Druckmeßeinheit über A. radialis, im Notfall über A. femoralis).

Prinzip

- Registrierung der elektrischen Potentialänderungen des Herzens im Verlauf einer Herzaktion.
- Kurvenform durch Papiervorschub.

Durchführung

- Extremitätenableitungen:
  - Einthoven (bipolar, Frontalebene):
    I vom rechten Arm (rot, –) zum linken Arm (gelb, +).
    II vom rechten Arm (rot, –) zum linken Fuß (grün, +).
    III vom linken Arm (gelb, –) zum linken Fuß (grün, +).
    (Rechter Fuß, schwarz = indifferente Elektrode).
  - Goldberger (unipolar, Frontalebene):
    Für aVR, aVL, aVF werden automatisch jeweils 2 zusammengeschlossen gegen den rechten Arm, linken Arm oder linken Fuß (a = augmented, erhöht).
- Brustwandableitungen:
  - Wilson (unipolar, Horizontalebene): Extremitätenableitungen werden als elektrischer Nullpunkt zusammengeschlossen und gegen die einzelnen Brustwandableitungen $V_1 - V_6$ abgeleitet.

    $V_1 -$ rot – 4. ICR rechts parasternal.
    $V_2 -$ gelb – 4. ICR links parasternal.
    $V_3 -$ grün – zwischen V_2 und V_4.
    $V_4 -$ braun – 5. ICR in der MCL (= Herzspitze).
    $V_5 -$ schwarz – vordere Axillarlinie in Höhe von V_4.
    $V_6 -$ lila – mittlere Axillarlinie in Höhe von V_4.

  - Nehb (bipolar, schräge Horizontalebene): durch Verlegung der Einthovenschen Extremitätenableitungspunkte vom rechten Arm (rot) nach rechts parasternal (2. ICR), vom linken Arm (gelb) nach paravertebral (dorsal in Höhe Herzspitze) und vom linken Fuß (grün) über die Herzspitze.
    Bezeichnung: D = dorsal
                   A = anterior
                   I = inferior

Beurteilung

- Rhythmusgeber:
  - Nomotopes (= Sinusknoten) oder heterotopes Erregungsbildungszentrum.
  - Regelmäßig oder arrhythmisch.
- Frequenz:
  - Bradykard (unter 60/min).
  - Tachykard (über 100/min).
- Lagetyp der elektrischen Herzachse:
  - Die Bestimmung erfolgt im sogenannten Cabrera-Kreis, einer festgelegten Winkeleinteilung in der Horizontalebene.

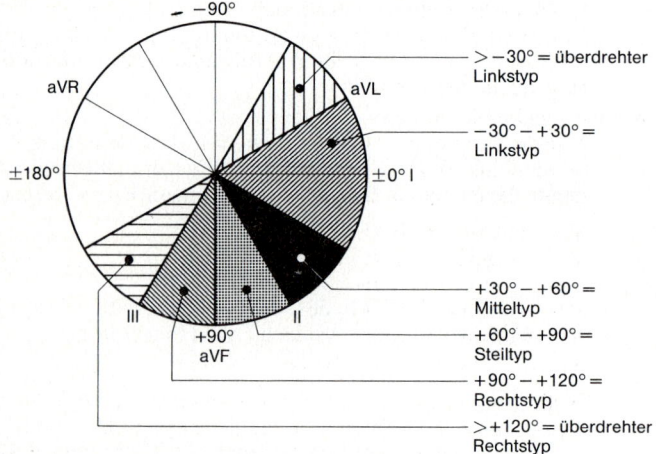

Abb. 1   Einteilung der Lagetypen.

	Rechtstyp	Steiltyp	Indifferenz-(Mittel-)Typ	Linkstyp	überdrehter Linkstyp
I					
II					
III					
aVR					
aVL					
aVF					

Abb. 2   Beispiele verschiedener Lagetypen.

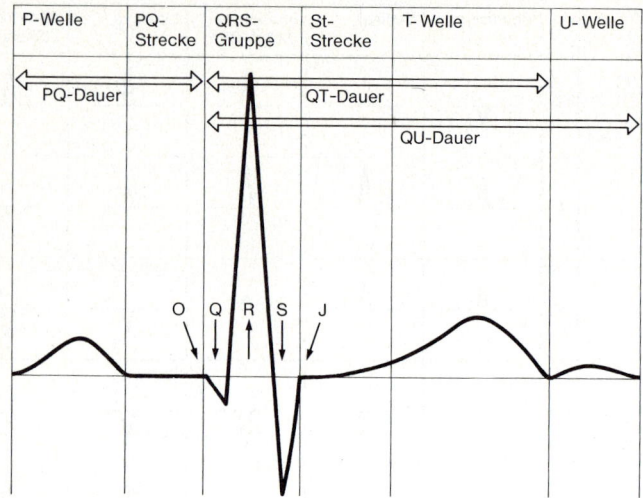

Abb. 3   Normales EKG.

- Kurvenform von P, QRS, T sowie Höhe der Hauptausschlagsrichtung (Normwerte s. Tab. 2).
- Zeit von P, PQ, QRS, QT (Normwerte s. Tab. 2). Die zeitliche Abmessung erfolgt bei Mehrfachschreibern (3 oder 6 Kanäle übereinander) vom frühesten Beginn eines Meßwertes einer beliebigen Ableitung bis zum spätesten Ende in einer evtl. anderen Ableitung.

Tabelle 2   Normwerte

Zeiten (Sekunden):

P-Welle:	bis 0,1 s
PQ-Zeit:	bis 0,2 s (von Anfang P bis Anfang Q, frequenzabhängig)
Q-Zacke:	bis 0,02 s
QRS-Komplex:	bis 0,10 s
QT-Zeit	(von Anfang Q bis Ende T, entspricht der elektrischen Systole, deutlich frequenzabhängig, ca. 0,40 s bei 60/min oder ca. 0,35 s bei 80/min).

Ausschlaghöhe (absolut in mV o. relativ zum Hauptausschlag):

P-Welle:	unter 0,25 mV
QRS-Komplex:	über 0,6 mV
T-Welle:	1/6 bis 2/3 von R

- Hebung oder Senkung bzw. Verlauf (aszendierend, horizontal, deszendierend) der ST-Strecke.
  - Die Kurvenlinie von Ende P bis Anfang Q (= PQ-Strecke, entspricht nicht PQ-Zeit!) gilt als isoelektrische Referenz für die ST-Streckenhebung oder -senkung (Nullpunkt: 0).
- Extrasystolische Herzrhythmusstörungen:
  - Supraventrikulär.
  - Ventrikulär.

Wertigkeit

- Absolut eigenständige Gewichtung bei Herzrhythmusstörungen und beim Herzinfarkt im Verlauf, sonst zusätzliche Untersuchungsbefunde unerläßlich.
- EKG gibt diagnostische Hinweise bei:
  - Kammer- und Vorhofhypertrophie (rechts und links).
  - Repolarisationsstörungen, die interpretiert werden können als:
    1. Koronarinsuffizienz.
    2. Myokarditis und Perikarditis.
    3. Sekundäre Herzbeteiligung bei Allgemeinerkrankungen, bei Stoffwechsel- und Elektrolytstörungen; diese werden u. U. durch Verläufe (kurz oder längerfristig) erhärtet.

  Beachte: Isolierte leichte Störungen der Repolarisation in Ruhe erlauben keine klinische Diagnose!

  Vor allem ist keine Aussage über die Pumpfunktion des Herzens möglich. Ohne entsprechende Klinik gibt es auch keinen sicheren Nachweis einer koronaren Herzkrankheit!

Ösophagusableitung (Sonderform des EKG)

Prinzip

- Mittels geschluckter Ableitungssonde wird im Bereich des unteren Ösophagus (= linker Vorhof) ein optimales Vorhof-EKG abgeleitet (hohe P-Welle).

Indikationen

- Dient vor allem der Diagnostik unklarer Vorhofrhythmen.
- Gleiche Lokalisation kann im Notfall (mit starrer Sonde) zur therapeutischen Stimulation dienen (bei Vorhofarrest oder zur „Konversion" von Vorhofflattern mittels „overdrive"), s. auch unter Elektrotherapie.

Prinzip

- Provokation eines erhöhten myokardialen O_2-Verbrauches durch Herzfrequenzsteigerung mittels physischer Belastung.
- Durch gleichzeitige EKG-Registrierung vor allem der Brustwandableitungen können latente Ischämien aufgedeckt werden.
- Unterschiedliche Belastungsformen:
  Fahrrad-, Laufband-, Handkurbelergometer; Kletterstufe; Kniebeugen.

Indikationen

- Aus diagnostischen, therapeutischen und prognostischen Gründen.
- Abklärung einer koronaren Herzkrankheit:
  - Bei atypischen Stenokardien und vorhandenen Risikofaktoren.
  - Bei uncharakteristischen Kammerendteilveränderungen im Ruhe-EKG.
  - Bei typischen Stenokardien und normalem Ruhe-EKG.
- Abklärung des Blutdruckverhaltens bei Verdacht auf Belastungshypertonie.
- Abklärung der Belastbarkeit:
  - Nach Herzinfarkt (möglichst mit gleichzeitiger Druckmessung im kleinen Kreislauf).
  - Bei koronarer Herzkrankheit.
  - Vor und nach Herzoperationen.
  - Zum Freizeitsport nach dem 40. Lebensjahr.
- Beurteilung von Herzrhythmusstörungen unter Belastung im Vergleich zur Ruhe.
- Zur Verlaufskontrolle unter medikamentöser Therapie.

Kontraindikationen

- Instabile Angina pectoris.
- Akuter/subakuter Herzinfarkt.
- Ruhe-Blutdruck über 220/110 mm Hg.
- Maligne Herzrhythmusstörungen in Ruhe (Lown-Klasse IV).
- Manifeste kardiale Dekompensation (zumindest nicht ohne Rechtsherzkatheterisierung).
- Akute Myokarditis.
- Hochgradige Aortenstenose oder hypertrophe obstruktive Kardiomyopathie.
- Cor pulmonale mit Ruhedyspnoe.
- Allgemeiner fieberhafter Infekt.

- Akute Thrombophlebitis.
- Fortgeschrittene allgemeine Arteriosklerose.

Aussagekraft

- Sensitivität bei koronarer Herzkrankheit: 80–90%.
- Spezifität: 75%.

Durchführung

- Standardisiert, am häufigsten alle 2 min ansteigende Wattzahl (25–50 Watt) bei Fahrradergometrie im Liegen oder Sitzen (im Liegen: 25 Watt niedrigere Leistungsfähigkeit, gut meßbar, gut dosierbar, im Notfall besser beherrschbar, keine orthostatische Reaktion, frühzeitig Symptome der Linksinsuffizienz; Nachteile: schnellere Ermüdung, relativ unphysiologisch, bei Adipositas Erschwerung der Atmung).
- Maximale Ausbelastung (herzfrequenzabhängig, nicht wattbezogen): 220 – Lebensalter!
- Voraussetzung zur Aussage über Koronarreserve: Submaximale Belastung = 80% von 220 – Lebensalter.
- Erholungsphase: EKG-Registrierung 1–3–5 (–10) min nach Belastungsende bis zum Erreichen der Ausgangslage (mindestens 5 min); Veränderungen müssen bis zum Verschwinden nachbeobachtet werden.
- Bei fehlender Durchführbarkeit (z. B. Erkrankungen des Bewegungsapparates oder der Gefäße): Vorhoffrequenzbelastung oder Koronarangiographie.

Abbruchkriterien

- Typische Angina pectoris.
- Atypische Stenokardien bei gleichzeitig nachweisbaren EKG-Veränderungen.
- EKG-Veränderungen per se:
  - ST-Streckensenkungen über 0,25 mV in einer Brustwandableitung.
  - Monophasische ST-Streckenhebungen.
  - Maligne Herzrhythmusstörung und absolute Tachyarrhythmie.
  - Leitungsblockierungen (komplette Schenkelblockbilder).
- Blutdruckerhöhung über 240/120 mm Hg als Richtwert.
- Fehlende Blutdruckerhöhung oder sogar Blutdruckerniedrigung (durch akute Pumpschwäche z. B. bei Hauptstammstenose).
- Starke Dyspnoe, Blässe, Zyanose, Schweißausbruch.

- Myogene Erschöpfung (Muskelzittern).
- Claudicatio.
- Starke Gelenkbeschwerden bei Arthrose.

Komplikationen

- Schwerwiegende: Herzrhythmusstörungen (Kammerflimmern), Lungenödem, Herzinfarkt in 0,1‰.
- Exitus letalis in 0,02‰.

Beurteilung

- Grundsätzliche Fragestellung:
  - Welche Belastungsstufe wurde erreicht?
  - Wie lange (min) war der Patient belastbar?
  - Maximal erreichte Herzfrequenz und maximaler Blutdruckanstieg.
  - Ist der Patient ausbelastet worden?
  - Sind Koronarinsuffizienzzeichen vor, während oder nach Belastung aufgetreten?
  - Unter welcher medikamentösen Therapie stand der Patient?
- Kriterien der pathologischen Belastungsreaktion:
  - Horizontal- bis deszendierende ST-Streckensenkung über 0,1 mV in den Extremitätenableitungen.
  - Horizontal- bis deszendierende ST-Streckensenkung über 0,2 mV in den Brustwandableitungen.
  - Horizontal- bis deszendierende ST-Streckensenkung über 0,3 mV in 3 Brustwandableitungen gemeinsam.
  - Aszendierende ST-Streckensenkung, die noch 80 ms nach dem J-Punkt unterhalb der isoelektrischen Linie verläuft und einen Knick zeigt in mehr als einer Ableitung.
  - ST-Hebungen über 0,1–0,2 mV.
  - Spät negative U-Wellen.
  - Schenkelblock als Ischämiekriterium (je nach Lokalisation ist eine zusätzliche Ischämie sichtbar oder nicht).
  - Herzrhythmusstörungen (s. S. 75ff).

  Beachte: Sowohl funktionelle als auch organisch bedingte Extrasystolen können unter Belastung verschwinden!

- Allgemein beeinflussende extrakardiale Faktoren:
  - Respiratorische Insuffizienz.
  - Erhebliche Anämie.
  - Infektionen.
  - Postprandial und nach Alkohol- und Nikotinbelastung.
  - Schlafmangel.

- Medikamente.
- Hormonelle Störungen (Hyperthyreose, Hypothyreose, Nebennniereninsuffizienz).
- Schwangerschaft.
- Störungen des Bewegungsapparates oder der Gefäße.
- Trainingsmangel.
- Psyche, Geschlecht, Klima, Temperatur, Luftfeuchtigkeit.

- Differentialdiagnostische Überlegungen bei der Auswertung von grenzwertigen ST-Streckenveränderungen:
  - Digitalis (evtl. Kontrolle unter Nitroglycerin).
  - Hypokaliämie (Diuretika, Laxantien; Kontrolle unter Kaliumsubstitution bei jungen Frauen; u. U. aber auch bei echter Koronarinsuffizienz Rückgang der ST-Streckensenkung!).
  - Sympathikotone Reaktionen (hyperkinetisches Herzsyndrom; Kontrolle unter Betablocker).
  - Orthostasereaktion (ST-Streckensenkung im Stehen und nach Belastungsende; Kontrolle bei Inspiration und Exspiration).
  - Linksherzhypertrophie, Kardiomyopathie, Vitien, allgemeine Hypoxie.
  - QRS-Veränderungen (Blockbilder, WPW-Syndrom).

- Belastungsabhängige EKG-Veränderungen ohne sichere pathologische Wertigkeit:
  - Verbreiterung und Überhöhung der T-Wellen.
  - PQ- und QRS-Verkürzung.
  - ST-Streckensenkung bis 0,1 mV (bei Frauen 0,15 mV).
  - Aszendierende ST-Streckensenkung ohne Knick unterhalb der isoelektrischen Linie.
  - T-Welle flach bis isoelektrisch.

- Grobe Richtwerte zur allgemeinen Belastbarkeit:
  - 125–150 Watt – entspricht Laufen und normaler Belastbarkeit: Ohne EKG-Veränderungen und klinische Beschwerden kann eine koronare Mehrgefäßerkrankung weitgehend ausgeschlossen werden (eine Hauptstammstenose nicht).
  - 75–100 Watt – entspricht kräftigerem Spaziergang, 2 Treppen steigen: mäßig eingeschränkte Leistungsbreite, ggf. kann eine Koronarsportgruppe empfohlen werden.
  - 25–50 Watt – entspricht normalem Gehen: eindeutig eingeschränkte Leistungsbreite mit möglichem Hinweis auf eine kardiopulmonale oder andere schwere Grunderkrankung.
  - Für normaltrainierte, nicht übergewichtige Menschen kann grob gelten: kg Körpergewicht × 3,0 (bei Frauen 2,5) minus 10% für jede Lebensdekade nach dem 30. Lebensjahr ergibt die durchschnittlich erreichbare Wattzahl bei voller Ausbelastung.

Prinzip

- Dient dem Erfassen klinisch relevanter Herzrhythmusstörungen (HRST) während eines Tag-Nacht-Rhythmus und ist hierbei sensitiver als das Ruhe- und Belastungs-EKG.

Technik

- Unterschiedliche Dokumentationsformen:
  - Sofortige Bewertung möglich: Telemetrie, Telefonübermittlung.
  - Spätere Bandkontrolle: Speicher-EKG.
- Voraussetzungen für ausreichende Registrierung:
  - Hinreichende Genauigkeit der computergestützten Analyse, außerdem 24stündige kontinuierliche EKG-Speicherung.
  - 2kanalige simultane Aufzeichnung und Registrierung.
  - Zuordnung subjektiver Symptome.
  - Echtzeitwiedergabe.
  - Angabe der Artefaktzeiten.
  - Graphische Herzfrequenzschreibung im 24-Stunden-Trend.

Indikationen

- Allgemein zur Erkennung, Bewertung und Behandlung von Herzrhythmusstörungen, nur mit Einschränkungen zur Beurteilung einer koronaren Herzkrankheit.
- Bei Schwindel oder Synkopen ohne erklärliche extrakardiale Ursache.
- Zur orientierenden Diagnostik bei rhythmusgefährdeten Patientengruppen.
- Bei medikamentöser antiarrhythmischer Therapie und zur Verlaufskontrolle.
- Kontrolle symptomatischer Schrittmacherträger (Fehlfunktion oder Tachykardieverdacht).

Durchführung

- Hoher personeller, zeitlicher und apparativer Aufwand, daher keine routinemäßige Basisuntersuchung.
- Vorher Optimierung der Ableitungspunkte mit EKG-Kontrolle in 2 Ebenen.
- Bei Auswertung anfänglich engmaschige Kontrolle des gesamten gespeicherten EKG zur Erfassung von Fehlbeurteilungen (z. B. falsche Bewertung von Artefakten, T-Wellenmessung bei ungünstiger EKG-Ableitung, Übersehen von Extrasystolen, falsche Einordnung von Couplets u. ä.).

Beurteilung

- Rhythmusanalyse: Endgültige Bewertung und therapeutische Schlußfolgerung setzt Kenntnis der Grunderkrankung voraus.
- ST-Streckenanalyse:
  - Mit großen Erwartungen behaftete neue Methode zur Trennung symptomatischer von asymptomatischen (= stummen) Myokardischämien (über deren Bedeutung s. S. 90 f).
  - Noch große technische Probleme bei der genauen Erfassung und Wiedergabe. Nur hierauf genauestens geprüfte Geräte sind zur ausreichenden quantitativen ST-Streckenanalyse verwendbar.
  - Noch keine vollautomatische Auswertung möglich, da häufig Lagewechsel zu Fehlbeurteilungen führen kann.
    Nur eine genaue optische Kontrolle von Beginn und Ende einer jeden vermeintlichen ischämischen Episode erlaubt deren Bestätigung.

Beachte: Eine unkontrollierte vollcomputerisierte Langzeit-EKG-Analyse ist diagnostisch unzureichend und daher unzulässig!

Prinzip

- Elektronische Registrierung zur objektiven Verlaufsbeobachtung eines Auskultationsbefundes.

Durchführung

- Mikrofon wird aufgesetzt über dem Punctum maximum (p. m. = Strömungsrichtung) sowie über Erb (3.–4. ICR links) und der Herzspitze.
- Papiervorschub 50 und 100 mm/s.
- Mit Hilfe unterschiedlicher Filter (hoch, mittel, tief) werden die überwiegenden Frequenzanteile hervorgehoben.

Registrierung

- Herztöne: kurze impulsartige Schallvorgänge als Grenzmarkierungen von mechanischer Systole und Diastole (Abb. 4).
- Herzgeräusche: Frequenzgemisch durch Bluttransport; erstrecken sich über die Arbeitsphasen des Herzens (s. S. 8f).
- Lautstärke: entspricht der Amplitude.
- Helligkeitscharakter: entspricht den Schwingungen/s.

Beurteilung

- Zeitliche Zuordnung:
  - Früh-, meso-, spät-, holosystolisch oder -diastolisch.
- Formbeurteilung: Crescendo, Decrescendo, spindelförmig, bandförmig.
- Differentialdiagnostische Intervallmessung zwischen erstem und zweitem Herzton einerseits und den zusätzlichen Herztönen andererseits.

Beachte: Wo kein auskultiertes Geräusch zu hören ist, dort ist auch keine phonokardiographische Registrierung möglich!

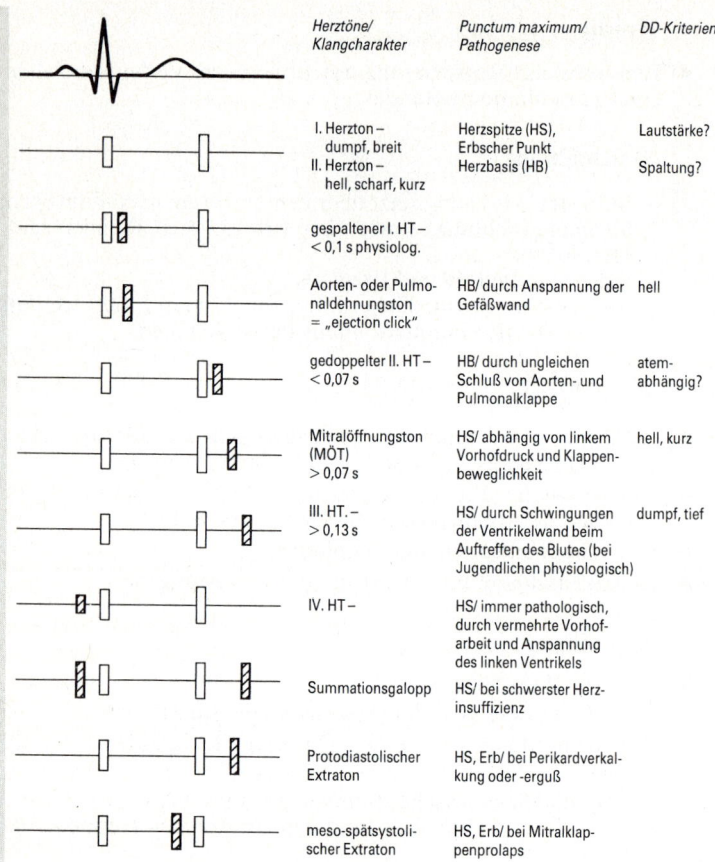

	Herztöne/ Klangcharakter	Punctum maximum/ Pathogenese	DD-Kriterien
	I. Herzton – dumpf, breit	Herzspitze (HS), Erbscher Punkt	Lautstärke?
	II. Herzton – hell, scharf, kurz	Herzbasis (HB)	Spaltung?
	gespaltener I. HT – < 0,1 s physiolog.		
	Aorten- oder Pulmonaldehnungston = „ejection click"	HB/ durch Anspannung der Gefäßwand	hell
	gedoppelter II. HT – < 0,07 s	HB/ durch ungleichen Schluß von Aorten- und Pulmonalklappe	atemabhängig?
	Mitralöffnungston (MÖT) > 0,07 s	HS/ abhängig von linkem Vorhofdruck und Klappenbeweglichkeit	hell, kurz
	III. HT. – > 0,13 s	HS/ durch Schwingungen der Ventrikelwand beim Auftreffen des Blutes (bei Jugendlichen physiologisch)	dumpf, tief
	IV. HT –	HS/ immer pathologisch, durch vermehrte Vorhofarbeit und Anspannung des linken Ventrikels	
	Summationsgalopp	HS/ bei schwerster Herzinsuffizienz	
	Protodiastolischer Extraton	HS, Erb/ bei Perikardverkalkung oder -erguß	
	meso-spätsystolischer Extraton	HS, Erb/ bei Mitralklappenprolaps	

Abb. 4   Extratöne als Ursache von Galopprhythmus.

Prinzip

- Druckabnehmer über der A. carotis (rechts oder links):
  - Verdeutlicht den Druckablauf im arteriellen System, vor allem die Anspannung und Austreibung in der Systole (Abb. 5).
  - Ist um die zentrale Pulswellenlaufzeit (0,01–0,04 s.) gegenüber Aortenklappenöffnung und -schluß verschoben.

Beurteilung

- Verzögerter Druckanstieg (Normalwert der Halbgipfelzeit unter 0,06 s).
  - Allgemein bei Kontraktionsverlust des linken Ventrikels.
  - „Hahnenkammphänomen" bei Aortenklappenstenose.
  - Krebsscherenartige Doppelgipfligkeit bei obstruktiver Kardiomyopathie.
- Aufgehobene Inzisur bei Aortenklappeninsuffizienz.

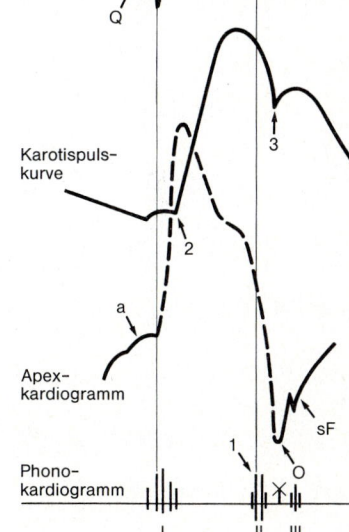

Abb. 5 Mechanische Druckkurven in Beziehung zu EKG und Herztönen. Q: Q-Zacke im EKG. 1: 2. Herzton. 2: Beginn der Austreibung (Karotispulskurve). 3: Ende der Austreibung (Karotispulskurve). a: Vorhofkontraktion (Apexkardiogramm). 0: Nullpunkt (Mitralklappenöffnung). sF: schnelle Füllungswelle. I–III: Herztöne. x: Mitralöffnungston.

27

Prinzip

● Druckabnehmer über der Herzspitze in linker Seitenlage (= Ventrikelsphygmogramm): erfaßt mechanische Kontraktions- und Füllungsphänomene des linken Ventrikels ohne Verzögerung.

Beurteilung

● Vor allem zur Differenzierung von Mitralvitien:
– Bei Mitralstenose:
1. Schnelle Füllungsweise (sF) abgeschwächt (s. Abb. 5).
2. Nullpunkt fällt mit Mitralöffnungston zusammen.
– Bei Mitralinsuffizienz:
1. Schnelle Füllungswelle betont.
2. Schnelle Füllungswelle fällt mit dem 3. Herzton zusammen.

Prinzip

- Zeitliche Beziehung zwischen EKG (Q-Zacke) und mechanischer Herzaktion (Aortenklappenschluß) in Phonokardiogramm, Echokardiogramm und Karotispulskurve (Abb. 5).

Beurteilung

- Totale elektromechanische Systole (Q → 1 in Abb. 5) = Zeit zwischen Beginn der Q-Zacke im EKG und dem Auftreten des 2. Herztones im Phonokardiogramm bzw. der Beendigung der Aortenklappenöffnungsbewegung im Echo.

- Linksventrikuläre Austreibungszeit (LVET, 2 → 3 in Abb. 5) = Zeit vom Beginn des systolischen Kurvenanstiegs der Karotispulskurve bis zur Inzisur (= Aortenklappenschluß) oder von Anfang bis Ende der Aortenklappenöffnungsbewegung im Echo.

- Präejektionsperiode (= PEP): totale elektromechanische Systole minus LVET = isovolumetrische Anspannungszeit.

- PEP/LVET = Maß für die linksventrikuläre Dysfunktion:
  - Keine sicheren quantitativen Aussagen möglich.
  - Nur eingeschränkt geeignet für individuelle Verlaufsuntersuchungen bei akuter klinischer oder pharmakologischer Intervention.

Prinzip

- Reflexion mechanischer oder elektromagnetischer (phased array) Schallwellen.

- Abbildungsort auf dem Echostrahl entspricht dem anatomischen Abstand vom Schallkopf; Voraussetzung: senkrechtes Auftreffen des Schallstrahles auf der abgebildeten Struktur führt zu parallelem Echostrahl.

- Gute Darstellung: Grenzmembranen zwischen festen und flüssigen Geweben (Myokard/Blut).

- Störend: Streuechos durch Lufträume (Lunge) oder Knochen (Thorax).

Vorteile

- Nichtinvasive Angaben über Größe, Wanddicke, Pumpfunktion des Herzens.

- Gute Beurteilbarkeit von:
  - Beweglichkeit der Herzklappen.
  - Perikarderguß.
  - Linksatrialem Tumor (Myxom, Thrombus).
  - Dicke der linksventrikulären Hinterwand und des Kammerseptums.
  - Endokarditischen Vegetationen.

- Gut reproduzierbar, beliebig wiederholbar, für den Patienten wenig belastend.

- Besonders im intensivmedizinischen Bereich sind Krankheitsverläufe leichter zu beurteilen.

Technik

- A-Mode: amplitudenmodulierte Spike-Kurven.

- B-Mode: punktuelle Intensitäts-(Brightness-)Darstellung auf einem Schallstrahl.

- M-Mode: EKG-ähnliche Kurvendarstellung durch künstlichen Fotopapiervorschub unter Lichtpunkten des B-Mode.

- Sektorscan: Zweidimensionale (2-D-)Darstellung einer anatomischen Scheibe durch fächerförmige Aneinanderreihung vieler B-Strahlen.

- Doppler: M-Mode-ähnliche Darstellung des Blutflusses im Herzen durch Ausnutzen der schnellen Geschwindigkeitsänderung des Schallstrahles beim Auftreffen auf dazu parallel bewegte Strukturen (Erythrozyten).

- Cw = continuous wave: separat gesendeter kontinuierlicher Schallstrahl, dessen Echo über den normalen Schallkopf empfangen wird.
- PD: gepulster Doppler, der abwechselnd sendet und empfängt.

● Farb-Doppler:
  - Direkte dynamische farbkodierte Doppler-Darstellung der unterschiedlich gerichteten physiologischen und pathologischen Blutströme des Herzens im 2-D-Bild.
  - Unterschiedliche Farben zeigen die jeweilige Strömungsrichtung im Verhältnis zum Schallkopf an.
  - Letzter Entwicklungsstand, ähnlich dem Übergang vom M-Mode zum 2-D-Bild.

● Kontrastechokardiographie:
  - Unter Betrachtung des 2-D-Bildes Darstellung des Flusses kleinster Luftbläschen (kontrastreiche Störechos) in den Herzhöhlen.
  - Hierzu werden geschüttelte NaCl-, Glucose- oder hochmolekulare Lösungen i. v. appliziert.
  - In der Entwicklung: standardisierte stabile Lösungen, die eine Lungenkapillarpassage ermöglichen und sich sogar im Myokard anreichern können.

● Ösophagus-Echokardiographie: 2-D-Methode, umgebautes Gastroskop (meist ohne Optik).

Registrierung/Beurteilung

● Voraussetzung:
  - Umfassende Kenntnis des klinischen Befundes sowie der speziellen Fragestellung.
  - Ruhe, Geduld und Zeit (vom Patienten und Untersucher).
  - Überwindung der individuellen anatomischen Schwierigkeiten.
  - Kritische Würdigung der unterschiedlichen Sensitivität (wie viele falsch negativ?) und Spezifität (wie viele falsch positiv?) bei den einzelnen Herzkrankheiten.

● Schallzugänge (oft in linker Seitenlage):
  - 3.–4. ICR links parasternal (meist lungenfreies echokardiographisches Fenster):
    1. Längsachse: zur Beobachtung u. a. von Septum- und posterolateraler Wand.
    2. Querachse: linker Ventrikel in allen Höhen, rechtsventrikulärer Ausflußtrakt, Trikuspidal- und Pulmonalklappe.
  - Herzspitze:
    1. 4-Kammer-Blick: globale Übersicht (auch für Doppler).
    2. 2-Kammer-Blick: Vorderwand und inferiore Hinterwand.

– Subxiphoidal (= subkostal):
1. 4-Kammer-Blick: wenn von der Herzspitze aus nicht möglich, z. B. bei Emphysem.
2. Querachse: u. U. Mitral- und Aortenklappe.
– Suprasternal: Darstellung von Aorta ascendens und Abgang der Halsarterien.

● Standardmethode: zweidimensionale Darstellung:
– Es werden auch Strukturen erfaßt, die sich diagonal oder senkrecht zum Schallstrahl bewegen.
– Außerdem gleichzeitige qualitative und quantitative Beurteilung aller 4 Herzbinnenräume einschließlich des interatrialen Septums möglich.
– Voller Informationsgehalt der systolisch/diastolischen Veränderungen ist nur während der Untersuchung (bzw. auf Video) erhältlich.

● M-Mode (Schwenk in parasternaler Längsachse im 3.–4. ICR links):
– Standardisierte Meßmethode mit klar definierten Größenverhältnissen an einer aufgezeichneten und ausmeßbaren Kurve (M-Mode-Schwenk erfolgt über linken Vorhof, Aorten- und Mitralklappe, linke Kammer mit Septum und Posterolateralwand – Abb. 6).
– Dieses gilt uneingeschränkt nur für senkrecht getroffene Strukturen.

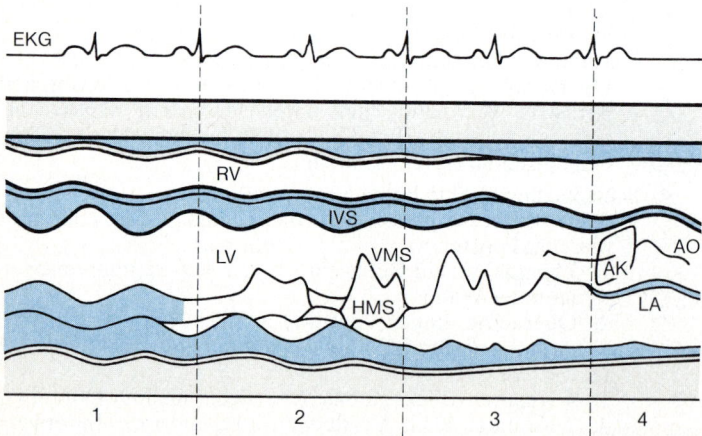

Abb. 6 M-Mode-Schwenk. RV rechter Ventrikel. LV linker Ventrikel. IVS interventrikuläres Septum. VMS vorderes Mitralsegel. HMS hinteres Mitralsegel. AK Aortenklappe. AO Aorta. LA linkes Atrium.

– Gemessen wird (Abb. 7):
  1. Der systolische parallele Schluß von vorderem (VMS) und hinterem (HMS) Mitralsegel (C–D).
  2. Die diastolische Vorwärtsbewegung des VMS (M-Form).
  3. Die Mitralöffnungshöhe (D–E).
  4. Der EF-Slope (Tangentenhöhe E–F/s).
  5. Die zweite Vorwärtsbewegung des VMS (A-Welle = Vorhofkontraktion).
  6. Die diastolische Gegensinnigkeit des HMS (W-Form).

• Doppler:
  – Cw: zur Messung schneller Flußgeschwindigkeiten.
  – PD: zur Lokalisation pathologischer Flußrichtungen.

• Farb-Doppler: Ermöglicht schnelle Diagnose von Aortenklappeninsuffizienz und Mitralklappeninsuffizienz (sicherer Ausschluß als bei normalem Doppler); Nachweismöglichkeit eines Rechts-links-Shunts und Links-rechts-Shunts, auch auf Vorhofebene.

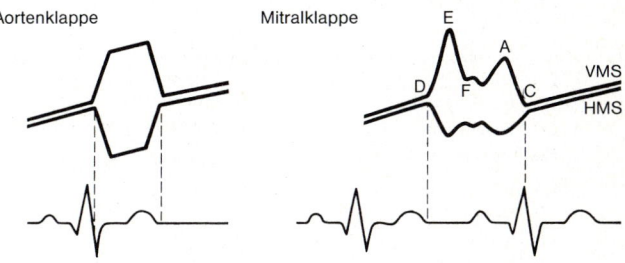

Abb. 7   M-Mode-Kurve.

Untersuchungstechniken
Nichtinvasive technische Verfahren

Echokardiographie

Echokardiographiebefund vom _____19___; Untersucher:

| 2 – D | Darstellung –
gut – eingeschränkt

von Längsachse ☐ ☐
    Querachse ☐ ☐
    2-Kammer ☐ ☐
    4-Kammer ☐ ☐
    subkostal ☐ ☐

allseits Normokinesie ☐
    Hypokinesie ☐
    Akinesie ☐
    Dyskinesie ☐

| M – Mode | Norm:

o.B.☐ Aortenwurzel __m/m (20–40)   ☐ Septum diastol. __ (< 12)
    ☐ li. Atrium __ (20–40)   patholog. Bewegg. ____
    ☐ LA/Ao. __ (<1,3)   ☐ Hinterwand diastol. __ (< 12)
    ☐ Aortenklappe ____   ☐ linker Ventr. enddiastol. __ (< 55)
    ☐ vord. Mi.-Segel   endsystol. __ (variab.)
                                                systol. Verkürzung __ (25 %)
    _____
    ☐ MÖH __ (> 17)   Perikarderguß
    ☐ EF-Slope __ (> 70)   ☐ kein Anhalt
    ☐ hint. Mi.-Segel ____   Vorderwand syst./diast.: __/__ mm
    ☐ re. Ventr. __ (< 25)   Hinterwand: __/__ mm

| Doppler-PW/CW: |

Beurteilung der pathologischen Befunde:

Abb. 8   Beispiel eines Echokardiographieprotokolls mit Normalwerten.

- Kontrastecho: noch wichtig, wo kein farbcodierter Doppler vorhanden ist; zur Shuntdarstellung (direkt rechts/links, u. U. indirekt links/rechts), evtl. später zur Darstellung myokardialer Durchblutung.

- Ösophagus-Echokardiographie:
  - Vorteil: keine Einschränkung durch anatomische Veränderungen, bessere Auflösung durch geringeren Abstand, günstigerer Schallwinkel bei Klappenersatz.
  - Komplikation: Gefahr der Ösophagusverletzung (Divertikel u. a.).

Indikationen

- Fragestellungen, die durch hohe Sensitivität und Spezifität gut mit Hilfe der einzelnen echokardiographischen Methoden beantwortet werden können:
  - Mitralstenose.
  - Perikarderguß.
  - Vorhoftumor.
  - Hypertrophisch-obstruktive Kardiomyopathie/asymmetrische Septumverdickung.
  - Mitralklappenprolapssyndrom.
  - Kongenitale Vitien.
  - Papillarmuskel- oder Sehnenfadenabriß der Mitralklappe.
  - Rechtsventrikuläre Volumenbelastung.
  - Aorteninsuffizienz.
- Lediglich hohe Spezifität:
  - Endokarditische Vegetationen, Trikuspidalklappenerkrankungen.
- Lediglich hohe Sensitivität:
  - Aortenklappenveränderungen, Größe und Funktion des linken Ventrikels, hypertrophe nicht obstruktive Kardiomyopathie, kongestive Kardiomyopathie.
- Weitere Indikationen:
  - Unklare Kardiomegalie.
  - Arterielle Embolie unklarer Genese.
  - Herzinsuffizienz unklarer Genese.
  - Differentialdiagnose von Herzgeräuschen.
  - Aneurysma und Dissektion der Aorta ascendens.
  - Ätiologisch unklare Herzrhythmusstörungen.
  - Rechts-, Links- oder atriale Hypertrophiezeichen im EKG.
  - Verlaufsbeobachtung bei frischem Herzinfarkt (insbesondere bei Neuauftreten von Geräuschen).
  - Änderung der Leistungsfähigkeit nach Klappenersatz.

- Absolute Indikationen für M-Mode:
  - Mitralstenose.
  - Mitralklappenprolapssyndrom.
  - Aortenklappeninsuffizienz.
  - Bikuspide Aortenklappe.
  - Hypertrophisch-obstruktive Kardiomyopathie.
- Ösophagus-Echokardiographie:
  - Endokarditis.
  - Klappenersatz.
  - Vorhofohrthromben.
  - Intrakavitäre Spontanechos (evtl. bei niedrigem Fluß).
  - Interatriales Septum.
  - U. U. intraoperative Kontraktilitätskontrolle möglich.
- Doppler-Echokardiographie:
  - Zur Berechnung von Klappenöffnungsflächen bei Mitralstenose (schwieriger bei Aortenstenose).
  - Druckgradient bei Aortenstenose.
  - Relative Größenordnung von Mitral- und Aortenklappeninsuffizienz.
- Farb-Doppler- und Kontrastecho:
  - Aortenklappeninsuffizienz.
  - Mitralklappeninsuffizienz.
  - Shuntverbindungen.

Prinzip

- Zu Akut- und Verlaufsbeobachtungen bei kardialen Erkrankungen dienen vor allem die Röntgenthoraxaufnahmen in 2 Ebenen (am besten im Stehen in 2 m Abstand).

- Hierbei sollten ältere Aufnahmen zwar zum Vergleich herangezogen werden; sie können jedoch niemals die aktuelle Situation beantworten.

Indikation

- Entsprechend der neuen Strahlenschutzverordnung wird zukünftig jegliche Röntgenuntersuchung individuell protokolliert.

- Dem Arzt obliegt dann die Aufgabe der strengeren Indikationsstellung zur Wiederholungsuntersuchung (z. B. bei der Frage nach Herzgröße und Stauungszeichen).

- Entscheidend ist das akute Beschwerdebild des Patienten:
  - Akute Luftnot.
  - Änderung der Atemnot bei bekannter pulmonaler oder kardialer Grunderkrankung.
  - Verdacht auf zunehmende Links- oder Rechtsherzinsuffizienz (mit oder ohne Pleuraerguß).
  - Überprüfung und evtl. Änderung der kardialen Therapie (Digitalis, Diuretika, Nitrate u. a.).
  - Verdacht auf Pneumonie (z. B. Stauungsbronchopneumonie).

Beurteilung

- Normales Röntgenbild (Abb. 9).

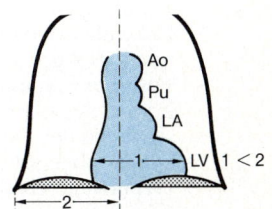

Abb. 9   Normale Herzsilhouette.

- Herzsilhouette im anterior-posterioren Strahlengang:
  - Linker Herzrand (entspricht meist dem linken Ventrikel):
    1. Verbreitert (dilatiert); Durchmesserverhältnis Herz/Thorax über 50%.

2. Betont: Durchmesserverhältnis Herz/Thorax unter 50%, aber links relativ groß wirkend (bei gesundem Herzen durch großes Schlagvolumen). Hierbei immer Suche nach weiterführenden röntgenologischen Dekompensationszeichen!

– Rechter Herzrand (entspricht dem rechten Vorhof): nach rechts aus dem Wirbelsäulenschatten heraustretend und meist den Herzdurchmesser vergrößernd (u. U. nur lagebedingt bei steilgestelltem und nach rechts verlagertem Herzen).

– Herztaille (Übergang linker Vorhof/linker Ventrikel):
1. Verstrichen (Vergrößerung des linken Vorhofes).
2. Betont (hypertrophierter, ausladender linker Ventrikel).

– Pulmonalisbogen: betont bei erweitertem Truncus pulmonalis vor Abgang der Hauptäste.

– Aortensilhouette:
1. Links betont bei Aortenbogenektasie oder -aneurysma.
2. Rechts betont bei Dilatation der Aorta ascendens.

● Lungenhili: entsprechen den Pulmonalarterien, Pulmonalvenen, Lymphknoten, Bronchien, Mediastinalprozessen (Abb. 10).

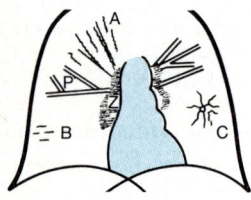

Abb. 10 Stauungszeichen: z zentrale, p periphere, Kerley A, B, C.

– Verwaschen: durch gestaute Pulmonalvenen zwischen Lungenkapillaren und linkem Vorhof.

– Zentrale Stauung: auf Hili begrenzte vermehrte Venenzeichnung als Ausdruck der beginnenden kardialen Dekompensation.

– Periphere Stauung: strangförmige Gefäßzeichnung von den Hili in die Peripherie reichend (meist Mittel-/Oberfeld) bei Fortschreiten der Druckerhöhung vor dem linken Herzen.

– Scharf abgegrenzt: bei Lymphknotenpaketen oder pulmonaler Hypertonie (rechter Pulmonalast zentral über 15 mm breit und Gefäßabbruch).

● Lungenperipherie:
– Strangförmige Zeichnungsvermehrung.
– Diffus fleckförmige, schattig-streifige oder retikuläre Zeichnungsvermehrung durch verschiedene Ödemformen, Ergüsse, Lungenfibrosen; bei dynamischen Prozessen mehr Ödem, bei Persistenz Fibroseneigung!

- Folge der chronischen venösen Druckerhöhung: Kerley-Linien (Abb. 10).
  Kerley A: Lungenmitte (Interlobärsepten), radiär vom Hilus 3–4 cm lang = interstitielles Ödem.
  Kerley B: peripher, rechts mehr als links. linear-horizontal 1–3 cm lang, 2–3 mm dick, oberhalb des Zwerchfellwinkels (entspricht interstitieller Flüssigkeit, Bindegewebe, lymphatischer Pigmentierung).
  Kerley C: retikulär (Fibrose).

- Pleura: verkürzter Rippen-Zwerchfellwinkel, der nicht normal spitz nach unten ausläuft bei Ergüssen oder Pleuraschwarten (kann vorgetäuscht werden durch tiefstehendes Zwerchfell).

- Retrokardialraum (RCR):
  - Entspricht dem linken Vorhof im seitlichen Strahlengang.
  - Eingeengt bei vergrößertem linkem Vorhof infolge dekompensierter Linksherzerkrankung (wird durch Ösophagus-Breischluck hervorgehoben).
  - Eingeengt auch durch extrakardiale Ursachen wie Trichterbrust oder kurzer Thoraxdurchmesser bei steilgestellter Wirbelsäule.

- Retrosternalraum (RSR): entspricht dem rechten Ventrikel im seitlichen Strahlengang:
  - Aufgebraucht bis zu kranialwärts gelegenen Herzanteilen bei rechtsventrikulärer Belastung.

Prinzip

- Mit Hilfe i. v. applizierter gammastrahlender Substanzen erfolgt die Darstellung der Myokarddurchblutung bzw. vitaler Myokardzellen.
- Am häufigsten verwendet: Tl 201, daher auch Thalliumperfusions-szintigraphie genannt. Zur positiven Darstellung ischämischer oder entzündlicher Zellen mittels anderer Substanzen (Tab. 3).

Tabelle 3   Isotope = Tracer

Tl 201	= Thallium	zur Messung der Myokarddurchblutung (Perfusionsszintigraphie)
J 123	= jodmarkierte Fett-säuren	Anreicherung im ischämischen Myokard
N-13-Glutamat	= markierte Amino-säuren	Anreicherung im ischämischen Myokard
Tc 99m	= Technetium-Pertechnetat	Bestimmung der Pumpfunktion (Herzbinnenraumszintigraphie)
	1. an Humanalbu-min gebunden	Verlaufsbeobachtung über Stunden
	2. an Erythrozyten gebunden	frühzeitiger Passagevergleich durch rechtes und linkes Herz
Tc 99m	an Pyrophosphat gebunden	Infarktmarker im subakuten Stadium
Au 195m	= kurzlebiges Gold-isotop	schnelle Messung einer Bolus-passage
Ga 67	= Gallium	zum Nachweis von Entzündungen

- Sollte möglichst immer mit Radionuklid-Ventrikulographie kombiniert werden.
- Entsprechend der Strahlenschutzverordnung muß die Indikation streng gestellt werden.

Durchführung

- Voraussetzung ist eine ausreichende ergometrische Belastung (möglichst Ausbelastung anstreben, d. h. frequenzbezogene submaximale Belastung bzw. symptomlimitierte Belastung).
- 1 min. vor Belastungsende Isotop i. v. spritzen.
- Gleich nach Belastung in 3 Ebenen (LAO, anterior, lateral) Szintigramme registrieren.
- Nach 4 Stunden gleiche Kontrolle in Ruhe.

Beurteilung

- Vergleich: rechts-links, vital-avital (Anreicherung nur in vitalen Myokardzellen).
- Speicherdefekte: total, vermindert, umschrieben, diffus; normalerweise relativ, nicht als Absolutwerte zu sehen (verbesserte Aussage mit quantitativer computergestützter Auswertung von Impuls/Flußrate und Dynamik möglich).
  - In Ruhe: Narbengebiet (oder funktionell stumm).
  - Nur unter Belastung: ischämischer Bezirk (nach 4 Stunden reversibel = Redistribution).
- Starke Lungenstrombahnanfärbung u. U. als Ausdruck einer Linksherzdekompensation.

Aussagekraft

- Gut bei Eingefäßerkrankungen.
- Bei Mehrgefäßerkrankungen u. U. nicht ausreichende relative Differenz zwischen den verglichenen Arealen; außerdem kommen in Ruhe stumme Areale vor, die sich unter Belastung öffnen können.
- Daher zum „Screening" einer KHK ungeeignet.
- In bezug auf epikardiale Gefäßstenosen werden eine Sensitivität und Spezifität von bis zu 85% erreicht; demgegenüber beim Belastungs-EKG 75%, durch klinische Symptomatik mit Angina pectoris 85% und durch die Koronarangiographie 100%.

Indikationen

- Zur Erkennung von Risikopatienten und zur Abschätzung ihrer individuellen Prognose („high-risk"): Mehrgefäßerkrankung, hoher „Lung uptake", starke Senkung der Ejektionsfraktion unter Belastung).
- Vorteil: Funktionsbeurteilung mit und ohne Kollateralen (hierin der Koronarangiographie überlegen).
- Zur Abklärung untypischer Beschwerden:
  - Atypische Angina pectoris.
  - Angina pectoris bei negativem Belastungs-EKG (s. Abb. 16).
  - Fraglich positives Belastungs-EKG ohne Angina pectoris.
  - EKG nicht beurteilbar (Linksschenkelblock, WPW-Syndrom, Schrittmacher-EKG, pulmonale Hypertonie mit EKG-Veränderungen, Linksherzhypertrophie, unspezifische ST-Streckensenkung).
- Zum Nachweis medikamentöser Therapieeffekte am Herzmuskel.
- Zur differentialdiagnostischen Abklärung einer Narbe oder funktioneller Ischämien vor Bypass-Operationen.

- Zur Erfolgsbeurteilung nach frühzeitiger Infarkttherapie mit Thrombolyse oder PTCA.

- Zur differentialdiagnostischen Abklärung eines Herzwandaneurysmas oder einer globalen Hypokinesie.

- Zukünftig mittels Positronen-Tracern positive Darstellung von gefährdetem azidotischem Gewebe im akuten Herzinfarkt oder bei der koronaren Herzkrankheit.

Prinzip

- Dreidimensional registrierte Thalliumperfusionsszintigraphie.
- Durch gleichzeitig gesteuertes Scanning in mehreren Ebenen erfolgt eine viel bessere lokale Auflösung minderdurchbluteter Areale.

Aussagekraft

- Die hämodynamische Relevanz einer koronarangiographisch nachgewiesenen Stenose kann besser beurteilt werden (vor allem zum Nachweis noch reversibler Ischämien im Bereich einer Narbe).

Radionuklidventrikulographie (RNV)

Prinzip

● Mit Hilfe von i. v. appliziertem Technetium (Tc 99) erfolgt eine Blutstrommarkierung, deshalb auch Herzbinnenraumszintigraphie genannt.

Durchführung/Beurteilung

● Bolusgabe:
  – Vergleich des rechten und linken Ventrikels bei der ersten Passage.
  – Möglicherweise Nachweis eines Rechts-links-Shuntes.
● Nach Verteilung im gesamten Blut zur Beurteilung von länger anhaltenden Wandbewegungsstörungen vor allem im Bereich des linken Ventrikels.
● Segmentale Wandbewegungsbeurteilung in unterschiedlichen Strahlengängen (RAO, LAO):
  – In Ruhe sichtbare Narbengebiete (geringere Kontraktilität oder Dyskinesien = Aneurysma).
  – Unter Belastung Hypokinesien in ischämischen Bezirken.

Indikationen

● Vor allem zur Beurteilung von Kavumgröße und Wandbeweglichkeit.

Prinzip

- Modernstes bildgebendes Verfahren zur Darstellung anatomischer Strukturen am Menschen.
- Parallelausrichtung von Atomkernen im starken Magnetfeld (Tesla); kurzzeitige Störung durch Radiofrequenzimpulse (MHz). Danach Relaxation unter Energieabgabe und damit Bildaufbau.
- „Kontrastmittel": z. B. Gadolinium, das über eine Relaxationszeitverkürzung der Atomkerne und damit signalverstärkend bzw. kontrastanhebend wirkt.
- Konkurrierende Verfahren:
  - Echokardiographie.
  - Koronarangiographie.
  - Computertomographie („fast"-CT mit schnellerem Bildaufbau).
- Vorteile:
  - Gutes Auflösungsvermögen.
  - Keine herkömmlichen Kontrastmittel notwendig.
  - Keine ionisierende Strahlung.
  - Für Patienten wahrscheinlich nicht belastend.
  - Freie Wahl der Ebenen unabhängig von anatomischen Gegebenheiten.
- Nachteile:
  - Zeitaufwendig und teuer.
  - Keine Darstellung der Herzklappen.
  - Kontraindikationen bei magnetisierbaren Implantaten wie Schrittmachern, Klappenprothesen, Gefäßklips, Granatsplittern, metallischen Gelenkteilen u. a.

Indikationen

- In der Kardiologie noch nicht sicher abschätzbar.
- Bisher gute Darstellung von intrakavitären und parakardialen raumfordernden Prozessen (Thromben, Tumoren, Zysten bzw. serösen oder sanguinolenten Ergüssen, Aneurysmen von Herz und Aorta u. a.) insbesondere im Verhältnis zu umgebenden Strukturen.

Prinzip

- Einführung von Sonden über periphere und zentrale Venen und Arterien in das Herz-Kreislauf-System zur Vermessung oder Darstellung der Herzhöhlen:
  - Angiokardiographie und Angiographie als vorwiegend morphologisch orientierte Methoden.
  - Gewinnung hämodynamischer Parameter zur Funktionsdiagnostik des Herz-Kreislauf-Systems.
  - Elektrophysiologische Diagnostik mit Hilfe von Stimulationskathetern und intrakardialen Ableitelektroden.
  - Kurative therapeutische Zielsetzung im Rahmen der „Interventionskardiologie" (PTCA, intrakoronare Thrombolyse, Valvuloplastie).

Technik

- Katheter:
  - Material: Polyäthylen, Polyvinylchlorid, Polyurethan mit torsionsstabilem Drahtgeflecht.
  - Durchmesser: Angabe in Charrière (Charr) oder French (F); 1 F = 0,33 mm.
- Einführungstechnik:
  - Perkutan in Lokalanästhesie nach Seldinger-Methode unter Verwendung eines Führungsdrahtes (heute am weitesten verbreitete Technik).
  - Venae sectio bzw. Arteriotomie.
- Systemische Heparinisierung (7500–10000 IE) bei arterieller Sondierung zur Prophylaxe thromboembolischer Komplikationen.
- Rechtsherzkatheterisierung:
  Perkutane Einführung des Katheters über eine Vene in der Armbeuge oder via V. femoralis durch den rechten Vorhof und Ventrikel in die Pulmonalarterie.
- Retrograde Linksherzkatheterisierung:
  Von der A. femoralis oder brachialis nach Passage der Aortenklappe; der linke Vorhof kann meist nicht erreicht werden.
- Transseptale Linksherzkatheterisierung:
  Zugang perkutan von der rechten V. femoralis; Punktion der Fossa ovalis mit speziellem Katheter zur Sondierung des linken Vorhofs; von dort auch Zugang zum linken Ventrikel; anspruchsvolle Technik zur Diagnostik von Vitien des linken Herzens.

Meßgrößen

- Druck:
  - Darstellung intrakardialer und intravasaler Druckabläufe über flüssigkeitsgefüllte Katheter und einen mechanoelektrischen Wandler.
  - Normale Druckwerte (in Ruhe, mm Hg):

Rechter Vorhof	(Mitteldruck):	0– 5	(RA)
Rechter Ventrikel	(systolisch):	15– 32	(RV)
	(enddiastolisch):	2– 7	
A. pulmonalis	(systolisch):	15– 32	(PAP)
	(enddiastolisch):	5– 16	
Linker Vorhof	(Mitteldruck):	6– 12	(LA)
Linker Ventrikel	(systolisch):	90–140	(LV)
	(enddiastolisch):	5– 12	
Aorta	(systolisch):	90–140	(Ao)
	(diastolisch):	70– 95	

- Formanalyse der Druckkurven:
  - Arterielle Druckkurve (Druckanstieg, Inzisur).
  - Venenpulskurve.

- Herzminutenvolumen (HMV):
  - Sauerstoffmethode nach Fick durch Messung der Sauerstoffaufnahme und Bestimmung des arteriellen und venösen Sauerstoffgehaltes des Blutes:

$$HMV\,(l/min) \; = \; \frac{O_2\text{-Aufnahme (ml/min)}}{avDO_2\,(ml/100\,ml) \times 10}$$

  - Thermodilutionsmethode durch Injektion einer kalten Lösung.
  - Farbstoffdilution (Messung von Kreislaufzeiten bei Shunt- und Vitiendiagnostik).
  - Normalwert: 4–8 l/min, abhängig von der Körperoberfläche (cardiac index).

- Volumina der Herzhöhlen:
  - Normalwerte s. u. Ventrikulographie.
  - Injektion von Kontrastmittel in die einzelnen Herzhöhlen.
  - Berechnung der Volumina anhand geometrischer Modelle.
  - Bestimmung der prozentualen Auswurffraktion (Ejektionsfraktion = EF) nach der Formel:

$$EF\,(\%) \; = \; \frac{EDV - ESV}{EDV} \times 100 \;(\text{Normalwert: } 68 \pm 4\%)$$

- Kontraktilität:
  - Messung der Druckanstiegsgeschwindigkeit (dp/dt) mit Tip-Kathetern (Druckwandler an der Spitze).

- Kreislaufwiderstände.
  - Ermittlung in Anlehnung an das Hagen-Poiseuillesche Gesetz.
  - Normalwerte:
    1. Gesamtgefäßwiderstand im großen Kreislauf:

$$TPR = \frac{AoPm - RAPm}{HMV} \times 80 \text{ (Normalwert:}$$
$$920-1300 \text{ dyn.s.cm}^{-5})$$

  2. Pulmonalarteriolärer Gefäßwiderstand:

$$PAR = \frac{PAPm - LAPm}{HMV} \times 80 \text{ (Normalwert:}$$
$$45-100 \text{ dyn.s.cm}^{-5})$$

- Berechnung von Klappenöffnungsflächen aus Druckgradient und Flußmessung (n. Gorlin und Gorlin) sowie der Regurgitationsvolumina im Rahmen der Vitiendiagnostik.
  Öffnungsflächen bei normalen und stenosierten Herzklappen:

  - Mitralklappe: normal   4 –6 cm^2
                schwere Stenose unter   1 cm^2
  - Aortenklappe: normal   2,6–3,5 cm^2
                schwere Stenose unter   0,8 cm^2

- Shuntbestimmungen:
  - Messungen des Abfalles oder Zuwachses des normalen O_2-Gehaltes im Blut zur Lokalisation eines Rechts-links- bzw. Links-rechts-Shunts.
  - Berechnung des Shuntvolumens.

Prinzip

- Messung der Hämodynamik des rechten Herzens sowie Beurteilung der linksventrikulären Funktion durch Einschwemmung von flexiblen Ballonkathetern in die Lungenstrombahn.
- Durchführung der Untersuchung unter Durchleuchtungskontrolle oder ohne Röntgensicht als „Bed-side"-Methode durch Beobachtung der typischen Druckkurven in den einzelnen Kreislaufkompartimenten.
- Messung des intrakardialen, pulmonalarteriellen sowie pulmonalkapillären Druckes.
- Messung des Herzminutenvolumens mit Hilfe der Thermodilutionsmethode (oder nach dem Fickschen Prinzip).

Indikationen

- Verdacht auf eine Funktionsstörung des linken Ventrikels in Ruhe oder bei Belastung im Sinne einer Dehnbarkeitsreduktion (Compliancestörung) bei koronarer Herzkrankheit, Kardiomyopathie, hypertensiver Herzkrankheit.
- Verdacht auf eine Kontraktionsinsuffizienz des Herzens in Ruhe oder bei Belastung.
- Diagnostik des akuten oder chronischen Cor pulmonale sowie der pulmonalen Hypertonie.
- Diagnostik von Pulmonalklappenfehlern und Trikuspidalklappenfehlern.
- Diagnostik von konstriktiven Perikarderkrankungen.
- Verlaufsbeobachtungen von:
  - Herzklappenfehlern (z. B. Mitralvitium).
  - Nach aortokoronarer Bypass-Operation.
- Hämodynamische Überwachung in der Intensivmedizin.
- Hämodynamische Prüfung von Arzneimittelwirkungen.

Rechtsherz-Einschwemmkatheteruntersuchung

Apparative Ausstattung

- Ballonkatheter mit dreifachem Lumen und zusätzlicher Thermistorsonde, in der Regel in der Größe 7 F (Swan-Ganz-Katheter). Ein flüssigkeitsgefülltes Lumen dient der Druckmessung an der Katheterspitze, mit einem zweiten luftgefüllten Lumen kann der endständige Ballon insuffliert werden, das dritte Lumen endet 25–30 cm vor der Katheterspitze; die Thermistorsonde wird für die Herzminutenvolumenbestimmung benötigt.
- Druckwandler und Manometer.
- Computer zur Herzminutenvolumenbestimmung.
- Einrichtung zur Röntgendurchleuchtung (fakultativ).
- Defibrillator und Reanimationsinstrumentarium.

Technik

- Perkutane Einführungstechnik (Venotomie nur selten erforderlich): nach Desinfektion der Haut und Lokalanästhesie Punktion einer geeigneten Vene in der Armbeuge (vorzugsweise medial); alternativ Punktion der V. femoralis, selten der V. subclavia oder V. jugularis externa oder interna; Punktion nach Seldinger-Methode, d. h. Vorschub eines flexiblen Führungsdrahtes durch die Punktionskanüle, Entfernen der Kanüle und Anlage einer Führungshülse für den Ballonkatheter.
- Einführung des Katheters, nach 30–40 cm Vorschub Luftinsufflation (0,4–0,6 ml) und weiterer vorsichtiger manueller Vorschub zur Einschwemmung in die Pulmonalarterie über den rechten Vorhof und die rechte Kammer. Der endständige runde, weiche Ballon, der in aufgeblasenem Zustand die Katheterspitze abschirmt, reduziert die Häufigkeit von Extrasystolen, verhindert Endokardverletzungen und erleichtert die Führung mit dem Blutstrom.
- Fortlaufende EKG-Kontrolle und Blutdruckkontrolle.
- Druckregistrierung in jedem Kompartiment: Der Pulmonalkapillardruck (PCP, Pulmonalokklusionsdruck, wedge-pressure) wird durch Vorschieben der insufflierten Ballonkatheterspitze bestimmt und korreliert bei ausgeschlossener Mitralstenose mit dem linksventrikulären Zuflußdruck als Maß der linksventrikulären Funktion. Beim Übergang von Pulmonalarterie in die Pulmonalkapillarposition verschwindet die typische arterielle Druckkurve und geht in eine Vorhofdruckkurve über; der aufgeblasene Ballonkatheter okkludiert jetzt einen peripheren Ast der Pulmonalarterie, so daß auf die Katheterspitze der Druck der Pulmonalvene und des linken Vorhofs wirkt.
- Messung des Herzminutenvolumens (HMV) mit Thermodilution, indem eine definierte Menge einer kalten Kochsalzlösung bei

bekannter Blut- und Injektattemperatur in das proximal endende Lumen des Katheters (im Vorhofbereich bei typischer Lage in PA-Position) injiziert wird. Computergestützte Berechnung des HMV anhand der mit der Thermistorsonde gemessenen Temperaturdifferenz.

- Bei ergometrischer Belastung wiederholte Druck- und HMV-Messungen entsprechend der Fragestellung.

- Bei schwierigem Kathetervorschub Rückzug und erneuter Versuch; evtl. Patienten zur Einschwemmung in PA-Position tief einatmen oder husten lassen; keine forcierten manuellen Manöver, da Gefahr von extrastolischen Herzrhythmusstörungen und Knotenbildung!

- Normalwerte (in mm Hg als obere Grenzwerte):

	Ruhe	Belastung
RAP_m	2– 8	11
$PAP_{syst.}$	32	
$PAP_{diast.}$	16	
PAP_m	22	34
PCP_m	14	bis 20

Cardiac Index (= CI)	über 2,5 l/min/m² Körperoberfläche

Nullpunkteichung des Druckwandlers auf Vorhofniveau beachten!

Komplikationen

- Venenspasmus: kann medikamentös kaum beeinflußt werden, erfordert Zuwarten und Zureden.

- Herzrhythmusstörungen durch mechanische Reizung des Endokards; meist ventrikuläre Extrasystolen, selten ventrikuläre Tachykardien oder Kammerflimmern (unter 0,1%), sehr selten perikulöse Bradykardien.

Beachte: Auch beim Rechtsherzkatheter muß grundsätzlich Reanimationsbereitschaft gegeben sein!

- Thrombophlebitis und konsekutive Sepsis vor allem bei längerer Katheterlage (Intensivstation); Heparinisierung erforderlich!

- Abschneiden des Katheters (Katheterembolie) bzw. Knotenbildung in der Hand des Geübten sehr selten (0,03%).

Prinzip

- Selektive Darstellung der Koronararterien durch direkte Einspritzung von Kontrastmittel mit Hilfe speziell geformter Katheter.

- Beurteilung von Ausmaß und Lokalisation der koronaren Herzkrankheit durch Dokumentation des pathologisch-anatomischen Bildes.

- Synopse koronarangiographischer, ventrikulographischer und klinischer Befunde ermöglicht Festlegung der therapeutischen Strategie: aortokoronare Bypass-Operation, koronare Angioplastie (PTCA) oder medikamentös-konservatives Regime.

Indikationen

- Diagnostische Indikation:
  - Liegt vor, wenn nach Anwendung nichtinvasiver Methoden die Diagnose einer Koronarinsuffizienz nicht sicher zu stellen ist.
  - Besondere Fragestellungen sind der Verdacht auf einen durchgemachten Infarkt ohne typische Residuen sowie ungeklärte, komplexe Herzrhythmusstörungen.
- Präoperative Indikation:
  - Dient zur Erfassung des anatomischen Korrelats bei gesicherter Diagnose einer Koronarinsuffizienz mit der Frage nach der therapeutischen Strategie: Operation sinnvoll bzw. möglich, PTCA durchführbar?
  - Umfaßt im wesentlichen die Patienten mit stabiler Angina pectoris.
- Instabile Angina pectoris:
  - Stellt eine dringliche Indikation zur Koronarangiographie dar mit dem Ziel, durch unmittelbar anschließende Intervention (Operation, PTCA) eine sich anbahnende Myokardinfarzierung zu verhindern.
- Akuter Myokardinfarkt:
  - Versuch im Rahmen der Interventionskardiologie, in der perakuten Phase des Myokardinfarktes (d. h. in einem Zeitraum von höchstens 2–3 Stunden nach Schmerzbeginn) durch geeignete Maßnahmen (PTCA, intrakoronare Applikation thrombolytischer Substanzen) die Ausdehnung der sich entwickelnden Myokardnekrose durch Gefäßwiedereröffnung zu limitieren.
- Prognostische Indikation:
  - Dient zur Evaluierung der Prognose nach durchgemachtem Myokardinfarkt oder bei asymptomatischer koronarer Herzkrankheit.

- Postoperative Indikation:
  - Bei Wiederauftreten von Angina pectoris nach Bypass-Operation oder PTCA.
  - Zur Kontrolle des Ergebnisses nach PTCA.

- Vitiendiagnostik:
  - Koronarangiographie im Rahmen der präoperativen Herzkatheterisierung von über 40jährigen Patienten mit Herzklappenfehlern (insbesondere Aortenvitien) zur Erfassung einer begleitenden koronaren Herzkrankheit, um evtl. eine gleichzeitige operative Versorgung von Klappe und Gefäßsystem durchführen zu können.

- Differentialdiagnose der Kardiomegalie:
  - Zur Unterscheidung einer primären Kardiomyopathie und einer Myokardschädigung infolge Infarktnarben und anderer Herzkrankheiten, die mit einer Herzvergrößerung einhergehen.

Apparative Ausstattung

- Röntgenröhre mit hochauflösender Bildverstärker-Fernseheinrichtung in Ein- oder Zwei-Ebenen-Betrieb (mono-, biplan).
- Dokumentation durch Röntgenkinematographie im 35-mm-Format.
- Bandaufzeichnungssystem des Fernsehbildes.
- EKG- und Druckmonitore.
- Defibrillator und Reanimationsinstrumentarium.
- Strahlenschutzeinrichtungen.

Voraussetzungen/Vorbereitung

- Gezielte Anamnese (Kontrastmittelallergie?) und klinische Untersuchung (Risikofaktoren?) einschließlich Gefäßstatus (Bein-, Arm-, Halspulse).
- Ruhe- und Belastungs-EKG.
- Röntgenuntersuchung des Herzens.
- Evtl. spezielle nichtinvasive Diagnostik: Echokardiogramm, Myokardszintigramm, Langzeit-EKG.
- Laboruntersuchungen: Blutbild, Thrombozytenzahl, Quick-Wert, Elektrolyte (Kalium), herzspezifische Enzymaktivitäten.
- Schriftliche Einwilligung des Patienten nach Aufklärung über Komplikationen und mögliche Konsequenzen aus den Untersuchungsergebnissen.
- Prämedikation nicht unbedingt erforderlich, bedarfsweise 5–10 mg Diazepam 1–2 Stunden vor der Untersuchung.

- Bei vermuteter oder gesicherter Kontrastmittelallergie Prophylaxe durch Vorbehandlung mit Corticosteroiden (z. B. 250 mg Prednison) sowie H_1- und H_2-Blockern.

Technik

- Judkins-Technik:
  - Heute am weitesten verbreitete Technik; Arteriotomie nicht notwendig.
  - Nach Lokalanästhesie Punktion der A. femoralis in der Leistengegend und Einführung eines Drahtes in die Aorta abdominalis; anschließend Dilatation der Punktionsstelle und Einführung des eigentlichen, 7-F-starken Katheters über den Führungsdraht bis zum Aortenbogen (Seldinger-Methode).
  - In der Regel zunächst Ventrikulographie (s. S. 58–60) mit dem Pigtail-Katheter, danach jeweils Katheterwechsel für die Darstellung der linken und rechten Kranzarterie.
  - Kinematographie der linken und rechten Kranzarterie in mehreren Projektionsebenen durch Kontrastmittelinjektion per Hand.
  - Fortlaufende EKG- und Druckkontrolle.
  - Systemische Heparinisierung (5000–10000 IE) während des Untersuchungsganges zur Prophylaxe thromboembolischer Komplikationen; bei Untersuchungsende Antagonisierung durch Protaminsulfat.
  - Nach Entfernen der Katheter 15minütige Kompression der Punktionsstelle und 12–24stündige Anlage eines Druckverbandes (Pulskontrolle).
- Sones-Technik:
  - Heute seltener durchgeführt, jedoch weiterhin bei arterieller Verschlußkrankheit im Bein- und Beckenbereich praktiziert.
  - Arteriotomie der A. brachialis in Lokalanästhesie.
  - Einführung des Katheters über den Truncus brachiocephalicus und anschließende Ventrikulo- und Koronarangiographie in verschiedenen Projektionsebenen ohne Katheterwechsel.
  - Systemische Heparinisierung.
  - Bei Untersuchungsende Naht der Arteriotomie.

Auswertung

● Koronare Versorgungstypen (Abb. 11):
  – Ausgeglichener Versorgungstyp: Proximale rechte und linke Kranzarterie von ähnlichem Kaliber; die diaphragmale Wand des linken Ventrikels wird von Ästen der rechten Kranzarterie, die posteriore Wand von Ästen der linken Kranzarterie versorgt.
  – Rechtsversorgungstyp: Hinterwand des linken Ventrikels wird überwiegend von rechts versorgt.
  – Linksversorgungstyp: kräftige linke Kranzarterie, die fast den gesamten linken Ventrikel versorgt.

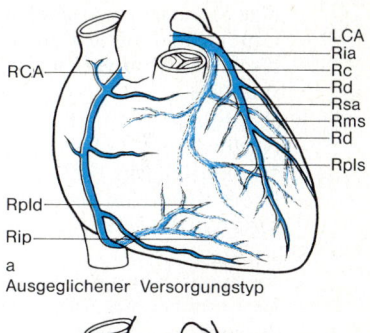

a
Ausgeglichener Versorgungstyp

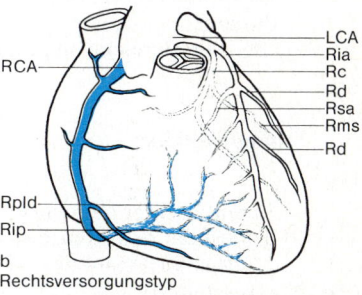

b
Rechtsversorgungstyp

Abb. 11 Koronare Versorgungstypen. a) Ausgeglichener Versorgungstyp. b) Rechtsversorgungstyp. c) Linksversorgungstyp.
LCA linke Koronararterie.
RCA rechte Koronararterie.
Rc R. circumflexus. Ria R. interventricularis anterior.
Rd R. diagonalis. Rms R. marginalis sinister. Rsa R. septalis anterior. Rpl R. posterolateralis (dexter et sinister).
Rip R. interventricularis posterior.

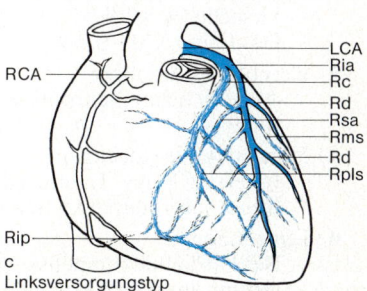

c
Linksversorgungstyp

- Übergänge zwischen den Versorgungstypen sind häufig; Koronaranomalien kommen vor.

- Koronarstenosen:
  - Einengungen des Gefäßlumens auf dem Boden atherosklerotischer Wandveränderungen.
  - Befall meistens der extramuralen, epikardialen Gefäßsegmente.
  - Unterscheidung in kurzstreckige, langstreckige, proximale, distale, konzentrische, exzentrische Stenosen.
  - Einschätzung des Stenosegrades in Prozent des Gefäßquerschnittes: Lumeneinengungen bis 50% können als geringe, zwischen 51 und 75% als mittelgradige und über 76% als höhergradige Stenosen angesehen werden.
  - Unterscheidung in Eingefäßerkrankung, Zweigefäßerkrankung, Drei- und Mehrgefäßerkrankung sowie Befall des linken Hauptstammes.

- Kollateralen:
  - Nachweis bei höhergradigen Stenosen oder bei Zustand nach Myokardinfarkt.
  - Die Kollateralen beeinflussen den Schweregrad der Angina pectoris und das Vorgehen bei Bypass-Operation oder PTCA.

- Spasmen:
  - Mechanisch durch den Katheter ausgelöst.
  - Spontan bei prädisponierten Patienten (artifizielle Auslösung durch Ergonovin).
  - Meist im Bereich von präexistenten Koronarstenosen.

Komplikationen

- Tod:
  - Letalitätsziffer heute in großen Zentren unter 0,1%.
  - Todesfälle betreffen fast ausschließlich Patienten mit schwerer Mehrgefäßerkrankung oder Hauptstammstenose.

- Myokardinfarkt:
  - Ursache Gefäßdissektion oder Koronarembolie.
  - Häufigkeit 0,05–0,2%.

- Zerebrale Embolien:
  - Äußerst selten bei routinemäßiger systemischer Heparinisierung (0,09%).

- Herzrhythmusstörungen:
  - In erster Linie Kammerflimmern (0,1–0,5%), welches in der Regel sofort durch Defibrillation zu beheben ist.

- Lungenödem:
  - Bei kardial dekompensierten Patienten durch Kontrastmittelbelastung ausgelöst; sehr selten.

- Kontrastmittelunverträglichkeit:
  - Meist harmlos (Hautrötung).
  - Äußerst selten schwere Schockreaktion (Gabe von Corticosteroiden, Adrenalin, H_1- und H_2-Blockern).
- Periphere Komplikationen:
  - Abhängig von der Untersuchungstechnik nach Judkins oder Sones.
  - Gefäßdissektion (Zugang).
  - Arterielle Embolie (A. brachialis).
  - Bleibender Pulsverlust.
  - Größeres Hämatom der Punktionsstelle.

Prinzip

- Kinematographische Kontrastmitteldarstellung des linken (selten des rechten) Ventrikels.
- Auskunft über Größe, Form, Kontraktionsamplitude und Wanddicke des linken Ventrikels.
- Erkennung und Quantifizierung von Klappendysfunktionen.
- Gleichzeitige Druckmessung zur Funktionsdiagnostik des Myokards.

Indikationen

- Koronare Herzkrankheit: als fester Bestandteil der angiokardiographischen Diagnostik.
- Diagnostik von Vitien.
- Diagnostik und Differentialdiagnostik von Kardiomyopathien.

Technik

- Einführung eines sogenannten Pigtail-Katheters mit mehreren Seitenlöchern (Judkins-Technik, s. Koronarangiographie) bzw. Sones-Katheters in den linken Ventrikel.
- Injektion von 30–50 ml eines höherprozentigen Kontrastmittels mit Hilfe einer Injektionspumpe.
- Darstellung des linken Ventrikels in ein oder zwei Projektionsebenen: Meist RAO (right anterior oblique) 30° und LAO (left anterior oblique) 60°.
- Registrierung der Drücke in der Aorta ascendens und im linken Ventrikel.

Apparative Ausstattung

- Röntgenröhre und Bildverstärker-Fernseheinrichtung.
- Röntgenkinematographie.
- EKG- und Druckmonitore.
- Elektronische Injektionspumpe.
- Reanimationsinstrumentarium.

Auswertung

- Ventrikelvolumina:
  - Berechnung nach Eichung anhand geometrischer Modelle (Ellipsoid), auch halbautomatisch möglich.

– Normalwerte:
  1. Enddiastolisches Ventrikelvolumen (EDVI)

  $$72 \pm 14 \, ml/m^2 \qquad \text{(Mittelwert} \pm \text{SD)}$$

  2. Endsystolisches Ventrikelvolumen (ESVI)

  $$23 \pm 6 \, ml/m^2 \qquad \text{(Mittelwert} \pm \text{SD)}$$

- Ejektionsfraktion (EF):
  – Wichtigster Parameter der globalen myokardialen Pumpfunktion.

  – $EF\,(\%) = \dfrac{EDV - ESV}{EDV} \times 100$

  – Normalwert:
  $$68 \pm 4\%$$

- Ventrikelkontraktionsstörungen (Abb. 12):
  – Hypokinesie (verminderte Kontraktionsamplitude).
  – Akinesie (fehlende Kontraktionsamplitude).
  – Dyskinesie (paradoxe Bewegung).
  – Aneurysma (akinetische Aussackung).
  – SERP (segmental early relaxation phenomenon): Frühdiastolische, vorzeitige umschriebene Auswärtsbewegung als möglicher Hinweis auf eine Ischämie.
  – Wandbewegungsstörungen entsprechen dem Ausfall von kontraktilem Myokard, in der Regel bedingt durch Infarkt infolge

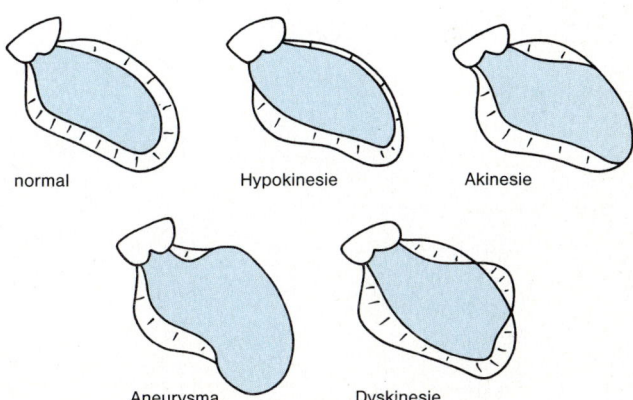

normal   Hypokinesie   Akinesie

Aneurysma   Dyskinesie

Abb. 12   Schematische Darstellung der Ventrikelkontraktionsstörungen (nach Herman).

Verschluß der versorgenden Koronararterie; hypokinetische und asynchrone Wandsegmente werden auch bei Myokardischämie beobachtet.

– Die Beurteilung der regionalen Wandbeweglichkeit stellt einen wichtigen Parameter zur Indikationsstellung bei aortokoronarer Bypass-Operation oder PTCA (erfolgreiche Revaskularisation) dar.

- Beurteilung der linksventrikulären Wanddicke.
- Darstellung von intraventrikulären Thromben.
- Evaluierung von Vitien.

Komplikationen

- Siehe auch Koronarangiographie.
- Ventrikuläre Herzrhythmusstörungen (Extrasystolen, Kammerflimmern).
- Intramyokardiale Injektion von Kontrastmittel oder Perforation mit Perikardtamponade.
- Volumenbelastung durch hyperosmolares Kontrastmittel mit konsekutiver Linksherzinsuffizienz.
- Kontrastmittelzwischenfälle.

Prinzip

- Differenzierung der Erregungsleitungsstörungen hinsichtlich der Leitungsverzögerung bzw. -unterbrechung mit Hilfe von passager applizierten Stimulationskathetern und intrakardialer Elektrographie.
- Funktionelle Prüfung der Erregungsbildung durch Messung präautomatischer Intervalle nach frequenter Stimulation.
- Prüfung der durch Elektrostimulation reproduzierbaren Induktion von repetitiven Herzrhythmusstörungen im Rahmen der antiarrhythmischen Therapie.

Indikationen

- Rhythmusstörungen beim Sinusknotensyndrom: Sinusbradykardie, SA-Blockierungen, Sinusarrest, supraventrikuläre Tachyarrhythmien.
- In der Diagnostik atrioventrikulärer, paranodaler und intraventrikulärer Leitungsstörungen als wertvolle Hilfe in der Indikationsstellung zur Herzschrittmacherimplantation.
- Bei komplexen und repetitiven Herzrhythmusstörungen, die sich gegenüber der üblichen antiarrhythmischen Therapie refraktär verhalten, zur invasiven Testung medikamentöser Alternativen.

Methode

- Vorhofstimulation:
  - Schnelle atriale Stimulation im Rahmen der Diagnostik des Sinusknotensyndroms zur Messung der Sinusknotenerholungszeit (SKEZ) als Maß der elektrischen Generatorfunktion des Sinusknotens (SKEZ maximal 1400 ms).
  - Vorzeitige atriale Einzelstimulation zur Bestimmung der sinuatrialen Leitungszeit sowie bei Reentry-Tachykardien.
- His-Bündel-Elektrographie:
  - Verbunden mit Vorhofstimulation.
  - Ableitung des His-Potentials und Messung der AH-Zeit (atrium-His, normal 60–100 ms) und der HV-Zeit (His-Ventrikel, normal 30–50 ms).
  - Diagnostik von AV-Blockierungen zur Differenzierung der prognostisch günstigeren Blockierungen proximal des Hisschen Bündels (z.B. Wenckebach-Periodik) und der prognostisch ungünstigeren distal des Hisschen Bündels (z.B. Typ II nach Mobitz).
  - Diagnostik paranodaler atrioventrikulärer Verbindungen (insbesondere auch bei normalem Oberflächen-EKG): LGL-Syndrom

(Verkürzung des AV-Intervalls), WPW-Syndrom (His-Potential im Bereich der Deltawelle).
- Interpretation unterschiedlicher Schenkelblockbilder.
- Prüfung der pharmakologischen Beeinflussung der Erregungsleitung.
- Programmierte Ventrikelstimulation:
  - Induktion von Kammertachykardien bzw. Kammerflimmern durch künstlich ausgelöste Extrasystolen in „programmierten" Intervallen zum Normalschlag.
  - Erneuter Versuch der Arrhythmieauslösung (Protokollierung!) nach Verabreichung geeigneter Antiarrhythmika (= invasive pharmakologische Testung bei durch Herzrhythmusstörungen hochgradig gefährdeten Patienten).

Prinzip

- Methode zur Gewinnung von intravitalem Myokardgewebe mittels Punktionstechnik zur histologischen Untersuchung.

Indikation

- Primäre und sekundäre Kardiomyopathien: Diagnose und Verlauf.
- Myokarditis: zur Beurteilung der entzündlichen Aktivität.
- Herztransplantate: zur Erfassung von Abstoßungsreaktionen (heute regelmäßig durchgeführt).
- Ungeklärte myokardiale Dilatation: Zur Differentialdiagnose entzündlicher und degenerativer Prozesse.

Technik

- Retrograde linksventrikuläre Myokardbiopsie durch Punktion der A. femoralis und Einführung des Bioptoms in den linken Ventrikel.
- Retrograde rechtsventrikuläre Biopsie durch Einführung des Katheters in die V. jugularis interna.

Prinzip

- Jeder Patient mit einer Symptomatik, die auf eine kardiopulmonale Erkrankung hindeutet, muß einer initialen laborchemischen Basisdiagnostik zugeführt werden.

- Liegt aufgrund anamnestischer Angaben oder bereits erhobener Befunde eine besondere Fragestellung vor, wie z. B. der Verdacht auf einen akuten Myokardinfarkt, wird das Basisprogramm um die entsprechenden Laborparameter erweitert.

- Die Erstellung eines laborchemischen kardiologischen Notfallprogrammes muß – zumindest in der Klinik – jederzeit (auch nachts!) gewährleistet sein.

Indikationen

- Für laborchemisches Basisprogramm:
  - Allgemeine Krankheits- und Entzündungszeichen.
  - Störungen der Lungenfunktion.
  - Störungen der Nierenfunktion, des Säure-Basen- und des Elektrolythaushaltes.
  - Störungen der Leberfunktion und der Blutgerinnung.
  - Risikofaktoren der koronaren Herzkrankheit.
  - Myokardnekrose.

- Für zusätzliche Laborprogramme bei speziellen Fragestellungen:
  - Myokardinfarkt:
    CK-MB
    Alpha-HBDH
    Myoglobin
  - Entzündliche Herzkrankheiten:
    Differentialblutbild
    Serumelektrophorese
    Immunglobuline
    Rheumafaktoren
    Antistreptolysintiter
    antinukleäre Faktoren
    antimitochondriale Faktoren
    Myokardantikörper
    Virusserologie
    Tbc-Untersuchungen
    Blutkulturen, arteriell und venös
  - Herzrhythmusstörungen:
    Schilddrüsenparameter
    Infarktparameter
    Myokarditisparameter
    Digitalisspiegel (bzw. Spiegel anderer arrhythmogener Medikamente)

- Hypertonus:
  Schilddrüsenparameter
  Renin
  Aldosteron
  Corticosteroide
  Vanillinmandelsäure
  Hydroxyindolessigsäure
- Vorbehandlung mit Kardiaka (Drug-Monitoring; Intoxikationen?):
  Digoxinspiegel
  Digitoxinspiegel
  Antiarrhythmikaspiegel
  Theophyllinspiegel u. a.

Tabelle 4   Laborchemisches Basisprogramm für kardiologisch erkrankte Patienten

---

Blutsenkungsgeschwindigkeit
Blutbild: (Erythrozytenzahl, Hämoglobin, Hämatokrit, Leukozytenzahl)
Kalium i.S.
Natrium i.S.
Kreatinin i.S.
Harnstoff-N i.S.
CPK (Kreatinkinase)
GOT (Glutamat-Oxalacetat-Transaminase)
Blutglucose
Cholesterin i.S.
Triglyceride i.S.
Harnsäure i.S.
Thromboplastinzeit („Quick")
Arterielle Blutgasanalyse (pH-Wert, pCO_2, pO_2, Bicarbonat, O_2-Sättigung)
Urinstatus und -sediment

Herzinsuffizienz

Definition

- Die Kontraktilitätsleistung des Ventrikelmyokards ist herabgesetzt und für die Kreislaufperipherie nicht mehr ausreichend; dadurch können die Sauerstoffbedürfnisse des Organismus nicht mehr befriedigt werden („Vorwärtsversagen").
- Kein kardiales Krankheitsbild per se, sondern die Folge bzw. eine Komplikation aller in Frage kommenden Herzerkrankungen.

Einteilung

- Verschiedene Schweregrade der Herzinsuffizienz mit der den praktischen Bedürfnissen entsprechenden Einteilung:
  - Belastungsherzinsuffizienz (Symptome und Beschwerden erst bei Belastung auftretend).
  - Ruheherzinsuffizienz (Symptome und Beschwerden bereits in Ruhelage; Patient kaum oder nicht belastbar).
- Nach der New York Heart Association gibt es 4 Schweregrade von Herzkrankheiten, die sich vom Ausmaß einer komplizierenden Herzinsuffizienz ableiten lassen (NYHA-Klassifizierung):
  - Grad I: Herzkrankheiten ohne Einschränkung der Leistungsfähigkeit, ohne belastungsabhängige Beschwerden.
  - Grad II: Beschwerden erst bei stärkerer Belastung.
  - Grad III: Wohlbefinden in Ruhe, Beschwerden bereits bei geringer Belastung.
  - Grad IV: Beschwerden bereits in Ruhe, Patient nicht belastbar.

Ätiologie

- Alle kardialen Grunderkrankungen; in erster Linie:
  - Koronare Herzkrankheit und Myokardinfarkt.
  - Angeborene und erworbene Vitien.
  - Hypertensive Herzkrankheit.
  - Cor pulmonale.
  - Entzündliche Herzerkrankungen.
  - Kardiomyopathien.
- Dabei ist das Herz entweder akut oder chronisch unzureichend mit Sauerstoff versorgt, überlastet oder in seiner Kontraktilität durch entzündliche, toxische oder degenerative Veränderungen gestört.
- Zuflußdruck zum rechten und/oder linken Ventrikel steigt, das Auswurfvolumen nimmt ab, die Herzfrequenz steigt an.
- Komplizierende oder begünstigende Faktoren sind alle Mechanismen, die die Sauerstoffversorgung, den Erregungsablauf und die Kontraktilität des Herzens zusätzlich beeinflussen:

- Anämie.
- Pulmonale Grunderkrankungen mit Ventilationsstörungen.
- Herzrhythmus- und Leitungsstörungen.
- Toxische Einflüsse durch Medikamente, Nikotin, Alkohol usw.

Tabelle 5   Ursachen der Herzinsuffizienz

Kardial

1. Hypoxisch-ischämisch: koronare Herzkrankheit
2. Degenerativ: Infarktnarbe, Aneurysma
3. Entzündlich: Myokarditis
4. Metabolisch-toxisch: Kardiomyopathie
5. Druck-Volumen-Überlastung: Klappendefekte, intrakardiale Shunts
6. Mechanisch: Pericarditis constrictiva, Herzbeuteltamponade
7. Störungen des Erregungsablaufes: Rhythmus-, Leitungsstörungen

Extrakardial

1. Druck-Volumen-Überlastung: arterielle Hypertonie, Cor pulmonale, arterio-venöse Fistel
2. Toxisch: Sepsis, Alkohol, Thyreotoxikose
3. Hypoxisch-anämisch: Ventilationsstörungen, Anämie

Diagnose

● Linksinsuffizienz:
- Atemnot durch Lungenstauung, als Ruhe- oder Belastungsdyspnoe; nächtliche Dyspnoe (Asthma cardiale).
- Zyanose.
- Tachykardie.
- Palpation: nach links verlagerter Herzspitzenstoß.
- Auskultation: Stauungsbronchitis (feuchte Rasselgeräusche), betonter 2. Pulmonalton, 3. und 4. Herzton.
- Röntgenthorax: Linksherzerweiterung mit zentraler bis peripherer Lungenstauung.
- EKG: Zeichen der Linksherzerkrankung wie Linkstyp, Infarktzeichen, Infarktnarbe, P-sinistrocardiale, Repolarisationsstörungen von V_4–V_6; aber auch uncharakteristische EKG-Bilder.
- Blutgasanalyse: arterieller pO_2 erniedrigt, arterieller pCO_2 meist normal, Lactatazidose.
- Spirometrie: restriktive und obstruktive Ventilationsstörung.
- Echokardiographie: vergrößerter Durchmesser des linken Ventrikels mit Kontraktilitätsstörungen des Myokards; verminderte Ejektionsfraktion (unter 50%); Hinweise auf Klappenfunktionsstörungen an Mitral- und Aortenklappe.

- Rechtsherzkatheter: Erhöhter Zuflußdruck zum linken Ventrikel führt zu gleichzeitiger Druckerhöhung im kleinen Kreislauf mit Erhöhung des Druckes in der Pulmonalarterie und im Pulmonalkapillargebiet (PAP_m über 20 mm Hg, PCP über 15 mm Hg).

● Rechtsinsuffizienz (z. B. bei Cor pulmonale und Lungenarterienembolie im Sinne des „Rückwärtsversagens"):
  - Atemnot und Zyanose, bedingt durch pulmonale Faktoren.
  - Halsvenenstauung durch erhöhten rechtsventrikulären Zuflußdruck.
  - Stauungsleber.
  - Beinödeme (Knöchelödeme, prätibiale Ödeme bis Anasarka).
  - Aszites.
  - Perikarderguß (selten).
  - Nierenstauung, Stauungsenteritis.
  - EKG: Zeichen der Rechtsherzbelastung (Rechtstyp, P-pulmonale, Rechtsschenkelblock).

● Herzinsuffizienz bei Mitralstenose:
  - Sonderform mit Abflußstörung in den linken Ventrikel ohne linksventrikuläre Insuffizienz, jedoch mit Rückstau in den kleinen Kreislauf (wie bei Linksinsuffizienz) mit Drucküberlastung des rechten Ventrikels und Rechtsherzinsuffizienz wie bei Cor pulmonale.
  - Symptome mit Lungenstauung wie bei Linksinsuffizienz und mit Stauungszeichen im großen Kreislauf wie bei Rechtsinsuffizienz.
  - Atemnot.
  - Zyanose.
  - Halsvenenstauung.
  - Stauungsödeme und Stauungsorgane.
  - Auskultation: paukender 1. Herzton, Mitralöffnungston, diastolisches Decrescendogeräusch.
  - EKG: Rechtstyp, Zeichen der Rechtsherzbelastung, meist Flimmerarrhythmie.
  - Röntgenthorax: verstrichene Herztaille mit Einengung des Retrokardialraumes durch den dilatierten linken Vorhof; evtl. verkalkte Mitralklappe sichtbar.
  - Echokardiographie: verminderter EF-slope (unter 25 mm · s^{-1}) mit erweitertem linken Vorhof und rechtem Ventrikel.

● Rechts-links-Insuffizienz:
  - Jede stark ausgeprägte und längerbestehende Linksinsuffizienz führt auch zu einer kombinierten Rechtsherzinsuffizienz.
  - Rechts-links-Dilatation.
  - Pleuraergüsse.
  - Atemnot meist zunächst weniger stark ausgeprägt.
  - EKG: primär Zeichen der Linksherzerkrankung.

Komplikationen

- Lungenödem:
  - Erhebliche Störung des Gasaustausches in der Lunge.
  - Meist Folge einer akuten Verschlechterung einer chronischen Linksherzerkrankung (z. B. arterielle Hypertonie) oder einer akuten Beeinträchtigung der linksventrikulären Funktion z. B. durch einen Herzinfarkt.
  - Diagnose durch Beschwerdekomplex, Anamnese, Auskultation (fein- bis grobblasige diffuse Rasselgeräusche), EKG mit den Zeichen der Linksherzerkrankung, Blutgasanalyse mit arterieller pO_2-Erniedrigung auf unter 50 mm Hg und meist normalem pCO_2, Lactatazidose, Röntgenthorax mit Linksherzdilatation und zentraler sowie peripherer Lungenstauung.
- Low-Output-Syndrom mit Hypotension durch unzureichende Auswurfleistung bei Myokardversagen unterschiedlicher Genese.
- Kardiogener Schock:
  - Schwere Kreislaufdepression mit Schocksymptomatik bei höchstgradiger Beeinträchtigung der kardialen Förderleistung.
  - Schocksymptome: kalte, blasse, schweißige Haut; Bewußtseinsstörungen (Somnolenz bis Koma), Oligoanurie, Blutdruckerniedrigung (mit kleiner Blutdruckamplitude), Tachykardie.
  - Nachweis einer dekompensierten Herzkrankheit.
  - EKG-Zeichen (z. B. akuter Myokardinfarkt, Herzrhythmus- und -leitungsstörungen).
  - Röntgenthorax: Kardiomegalie mit den Zeichen der Lungenstauung.
  - Stauung vor dem rechten Herzen (Halsvenenstauung).

Therapie

- Therapieziel: Verbesserung der Förderleistung des Herzens und dadurch Steigerung der Belastbarkeit des Patienten.
- Häufigste Formen einer kausalen Therapie (Ursachen der Herzinsuffizienz s. Tab. 5):
  - Antihypertensive und wenn möglich operative Behandlung einer arteriellen Hypertonie.
  - Antibiotische Behandlung einer Bronchopneumonie mit dekompensiertem Cor pulmonale.
  - Steroid- und antibiotische Behandlung einer Myokarditis.
  - Operative Korrektur angeborener und erworbener Vitien, eines Herzwandaneurysmas oder Überwindung einer Koronarinsuffizienz durch Bypass-Operation (aortokoronarer Bypass = ACVB) oder PTCA.

- Kontraktilitätssteigernde Behandlung:
  - Digitalisglykoside indiziert nur bei nachgewiesenen Stauungssymptomen (Herz, Lunge, Peripherie) und/oder bei einer absoluten Tachyarrhythmie mit Vorhofflimmern. Probatorische Digitalisierung heute nicht mehr gerechtfertigt!

  Beachte: Verstärkung der Koronarinsuffizienz durch Digitalisierung einer kompensierten koronaren Herzkrankheit!

  1. Digitoxin:
     - Aufsättigung mittelschnell mit einer Gesamtdosis von 1,0–1,2 mg in 5 Tagen (Tab. 6).
     - Mittlere Erhaltungsdosis täglich 0,07 mg.
     - Resorptionsquote praktisch 100%.
     - Halbwertszeit 5–8 Tage.
     - Ausscheidung: durch Leber metabolisiert.
     - Therapeutischer Blutspiegel 15–25 ng/ml.
     - Vorteile von Digitoxin: therapeutische Sicherheit bei 100% Resorption; gleichbleibender Wirkspiegel durch lange Haftung; keine Dosiswirkungsbeeinträchtigung bei Niereninsuffizienz.
     - Nachteile von Digitoxin: bei eingetretener Digitalisintoxikation nur langsames Abklingen des toxischen Effektes.
     - Nebenwirkungen: Digitoxinintoxikation mit Erregungsleitungs- und Herzrhythmusstörungen besonders in Verbindung mit einer Hypokaliämie; subjektive Symptome mit Übelkeit, Erbrechen, Augenflimmern und Gelbsehen.

     Beachte: Je geschädigter das Herz und je schwerer die Herzinsuffizienz, desto digitalisempfindlicher ist das Herz, desto langsamer und vorsichtiger sollte man digitalisieren!

Tabelle 6 Dosierung der wichtigsten Herzglykoside (Beispiele einer mittelschnellen peroralen Sättigung)

	1. Tag	2. Tag	3. Tag	4. Tag (Erhaltungsdosis)
Digitoxin	0,5	0,3	0,2	0,07 mg
Digoxin	1,0	0,8	0,6	0,4 mg
β-Acetyldigoxin	0,8	0,6	0,4	0,3 mg
β-Methyldigoxin	0,6	0,4	0,3	0,2 mg

Beachte: Die Digitalisierung hat individuell zu erfolgen! Jede schematische Digitalisierung ist gefährlich und deshalb nicht zu empfehlen.

2. Digoxin:
   – Aufsättigung mittelschnell mit einer peroralen Gesamtdosis von 1,5–2,0 mg in 3 Tagen (Tab. 6) oder einer intravenösen Sättigungsdosis von 0,8–1,0 mg.
   – Wegen unterschiedlicher und ungenügender Resorption von 60–80% bei Digoxin sind für die perorale Therapie nur noch die Derivate β-Methyl- bzw. β-Acetyldigoxin zu empfehlen, bei denen die Resorption 80–90% beträgt.

   Beachte: Je höher die Resorptionsquote, desto größer die therapeutische Sicherheit!

   – Perorale Sättigungsdosis 1,0–1,5 mg.
   – Perorale Erhaltungsdosis 0,2–0,4 mg täglich.
   – Halbwertszeit etwa 2 Tage.
   – Ausscheidung renal.
   – Therapeutischer Blutspiegel 1,0–2,0 ng/ml.
   – Vorteile von Digoxin: schnelle Wirkung mit schneller Abklingquote bei Intoxikationen.
   – Nachteile von Digoxin: wechselnde Wirkspiegel im Alter und besonders bei Niereninsuffizienz; mit abnehmender Kreatinin-Clearance nimmt auch die Digoxin-Clearance ab; ab 2 mg% Serumkreatinin reduziert sich die Sättigungs- und Erhaltungsdosis von Digoxin und seinen Derivaten um etwa die Hälfte.

   Beachte: Bei Kreatininspiegel von über 2 mg% und vor allem bei wechselnder Niereninsuffizienz sollte man zweckmäßigerweise auf Digoxin gänzlich verzichten!

   – Nebenwirkungen: s. Digitoxin.

   Beachte: Interaktionen von Herzglykosiden mit Antiarrhythmika, Antazida und Calciumantagonisten: z. B. erhöhte Glykosidempfindlichkeit (Erhöhung der Digoxinkonzentration im Plasma) durch Chinidin. Verminderte Glykosidempfindlichkeit durch Antazida, Laxantien, Zytostatika, Phenytoin, Spironolactone.

– Katecholamine wie Adrenalin, Dobutamin, Dopamin und Ibopamin nur bei schwersten Insuffizienzformen, bei kardiogenem Schock oder in Verbindung mit einer Reanimation.

Herzinsuffizienz

– Amrinon (Wincoram) bei kardiogenem Schock, initial Bolus von 0,5 mg/kg Körpergewicht oder Infusion mit 5–20 µg/kg Körpergewicht/min.

● Kardiale Entlastung durch Vorlastsenkung (Tab. 7):
– Diuretika (Volumenentlastung) wie Furosemid, Etacrynsäure, Thiazide und Spironolactone (kaliumsparend).

Beachte: Dehydratation, Kalium-Natrium-Mangel, Niereninsuffizienz!

Empfehlung: Verwendung von Kombinationspräparaten wie Osyrol 100-Lasix, Diucomb, Esmalorid oder Moduretik, täglich 1 × 1 Tablette; jeweils Dosissteigerung oder Anpassung der Dosierung an den gewünschten therapeutischen Effekt.

Tabelle 7   Therapie der Herzinsuffizienz durch Vorlastsenkung

I.   *Lagerung* des Patienten (Kopf hoch, Beine tief)

II. *Aderlaß:* blutig (bei hohem Hämatokrit über 50%) oder unblutig (durch Staubinden an Extremitäten)

III. *Nitrate, Molsidomin* (venöses Pooling)
   1. Nitroglycerin (Kapsel, Spray, Infusion)
   2. Isosorbiddinitrat (Toleranzentwicklung!)
   3. Mononitrat (Toleranzentwicklung!)
   4. Molsidomin (Corvaton)

IV. *Diuretika* (Volumenentlastung)
   1. Furosemid
   2. Thiazide
   3. Etacrynsäure (bes. bei Hyponatriämie!)
   4. Mefrusid
   5. Spironolactone, Triamteren, Amilorid
   6. Kombinationspräparate (z. B. Osyrol-Lasix, Aldactone-Saltucin, Diucomb, Esmalorid, Moduretik u. a.)

– Nitrate: Wirkung durch venöses Pooling; Nitroglycerin wirkt schnell und kurz; Di-Nitrate (Isosorbiddinitrat) und Mononitrate, retardiert und nicht retardiert von 5–120 mg ein- bis mehrmals täglich mit therapiefreiem Intervall (Nitrattoleranz!).

Beachte: Nitratkopfschmerz, Kollaps.

– Molsidomin (Corvaton) mit nitratartiger Wirkung.

● Nachlastsenkung zur Druckentlastung des überlasteten linken Ventrikels (Tab. 8):
  - Nifedipin (Adalat) 2–4mal täglich 5–20 mg retardiert oder nicht retardiert.
  - ACE-Hemmer (Captopril, Enalapril) z. B. Pres 2,5–20 mg/die.
  - Dihydralazin (Nepresol).
  - Prazosin (Minipress).

Tabelle 8   Therapie der Herzinsuffizienz durch Nachlastsenkung

---

Beachte: Grundsätzlich Beginn mit niedriger Dosierung unter Beachtung des
          Blutdrucks

1. Nifedipin (Adalat) als Kapsel, Tablette oder Infusion
2. ACE-Hemmer (Captopril, Enalapril)
   Cave: Niereninsuffizienz bei Nierenarterienstenose!
3. Dihydralazin (Nepresol)
4. Prazosin (Minipress)

● Therapie des Lungenödems:
  - Stufe I:
    1. Lagerung mit Oberkörper hoch, Beine tief.
    2. Nitroglycerin perlingual als Kapsel oder Spray in 5–10minütigen Abständen.
    3. Furosemid (Lasix) 40 mg i. v.
    4. Sauerstoffinsufflation (5–6 l/min).
    5. Nifedipin (Adalatkapseln) 5–10 mg bei erhöhtem oder noch normalem Blutdruck.
  - Stufe II (als Ergänzung zu Stufe I):
    1. Nitroglycerininfusion (2–6 mg/h).
    2. Unblutiger Aderlaß durch Blutdruckmanschetten an oberen und unteren Extremitäten.
    3. Sedierung: z. B. mit 10 mg Diazepam (Valium) oder Morphin 3–5 mg i.v.
    4. Intubation – Absaugen – Beatmen.

    Beachte: keine Sedierung bei Lungenödem ohne Beatmungsmöglichkeit!

– Stufe III (bei Low-Output-Syndrom und beginnendem kardiogenem Schock); zusätzlich zu den Maßnahmen der Stufe II:
1. Dopamin und Dobutamin je 2–10 µg/kg Körpergewicht/min unter Beachtung von Herzfrequenz, Blutdruck und Herzrhythmusstörungen; bei tachykarden Herzrhythmusstörungen Dobutaminanteil erhöhen auf Kosten des Dopaminanteiles.
2. Behandlung der Azidose mit Natriumbicarbonat (70 mval).
3. Falls eine diuretikaresistente Überwässerung auch nach Katecholamingabe fortbesteht, muß ein extrakorporaler Volumenentzug erwogen werden, z. B. die kontinuierliche spontane arteriovenöse Hämofiltration (CAVH) oder die pumpengetriebene venovenöse Hämofiltration.

Beachte: Digitalis spielt bei der Behandlung der akuten Herzinsuffizienz mit Lungenödem und/oder beim kardiogenen Schock praktisch keine Rolle, da eher toxische Reaktionen als therapeutischer Nutzen zu erwarten sind!

Allgemeines

- Störungen des normalen Erregungsablaufes des Herzens, bedingt durch Änderungen der Erregungsbildung, der Erregungsleitung, durch ektope, abnorme Erregungszentren (fokale Genese) oder kreisende Erregungen (Reentry-Mechanismen).
- Herzrhythmusstörungen (HRST) können normfrequent, bradykard, tachykard, regelmäßig arrhythmisch oder absolut arrhythmisch sein.

Einteilung:

- Tachykarde Rhythmusstörungen:
  - Regelmäßig:
    1. Sinustachykardie.
    2. Supraventrikuläre Tachykardie.
    3. Ventrikuläre Tachykardie.
    4. AV-Knoten-Tachykardie.
    5. Vorhofflattern mit konstanter n : 1-Überleitung.
    6. Kammerflattern.
  - Unregelmäßig:
    1. Extrasystolie in Salven.
    2. Absolute Tachyarrhythmie bei Vorhofflimmern/-flattern.
    3. Vorhoftachykardie mit intermittierendem Block.
    4. Kammerflimmern.
- Bradykarde Rhythmusstörungen:
  - Regelmäßig:
    1. Sinusbradykardie.
    2. Knotenbradykardie.
    3. AV-Block II. Grades mit n : 1-Überleitung.
    4. AV-Block III. Grades.
  - Unregelmäßig:
    1. Extrasystolen bei bradykardem Grundrhythmus.
    2. Absolute Bradyarrhythmie bei Vorhofflimmern/-flattern.

Herzrhythmusstörungen

Ätiologie

Tabelle 9   Ätiologie von Herzrhythmusstörungen

Ischämisch-hypoxisch (z. B. KHK, Herzinfarkt)
Kardial-entzündlich (Myokarditis)
Allgemeininfektiös-toxisch
Medikamentös-toxisch (Digitalis, Antiarrhythmika, Betablocker, Antidepressiva,
   Sympathikomimetika, Diuretika u. a.)
Toxisch durch Genußmittel (z. B. Nikotin, Coffein, Alkohol)
Metabolisch-toxisch
Respiratorisch-physiologisch; funktionell
Degenerativ
Hormonelle Störungen (z. B. Hyperthyreose)
Elektrolytstörungen (z. B. Hypokaliämie)
Kardiale Dekompensation
Akute kardiale Belastung (z. B. Lungenarterienembolie, hypertone Krise)
Kardiomyopathien
Herztumoren
Rheumatische Klappenvitien
Angeborene Herzfehler
Vagotonie
Hyperkinetisches Herzsyndrom
Mitralklappenprolaps-Syndrom
Präexzitationssyndrome
Karotissinussyndrom (bei Atheromatose, Tumoren im Halsbereich, entzündlichen Gefäßprozessen)
Sinusknotensyndrom
Angeborener AV-Block
Leitungsstörungen nach herzchirurgischen Eingriffen
Extrakardiale Faktoren (z. B. pleuroperikardiale Adhäsionen, Hiatushernie)
Traumata (direkt kardial oder Hirndruck)
Elektrounfälle

Krankheitsbilder/Definition

Störungen der Erregungsbildung

● Störungen der Sinusknotenfunktion:
  – Sinustachykardie:
    Frequenz über 100/min.
  – Sinusbradykardie:
    Frequenz unter 50/min.
  – Syndrom des kranken Sinusknotens:
    Bradykardie-Tachykardie-Syndrom (Sick-Sinus-Syndrom, SSS).

- Sinusarrhythmie:
  Unregelmäßige Erregungsbildung im Sinusknoten.
- Sinusstillstand:
  Sehr selten (meist totaler SA-Block).

● Extrasystolen:
- Vorzeitige Erregungen supraventrikulärer oder ventrikulärer Herkunft, die den Grundrhythmus vorübergehend unterbrechen.
- Vereinzelt, gehäuft; bigeminiform, trigeminiform; Couplets, Triplets, Salven; monotop, polytop; interponiert, mit oder ohne kompensatorische Pause; symptomatisch, asymptomatisch; passager, konstant; harmlos, maligne; rechts-, linksschenkelblockartig deformiert (je nach Ursprungsort im Ventrikelmyokard).
- Supraventrikuläre Extrasystolen: vorzeitig, gefolgt von normaler Ventrikelerregung ohne kompensatorische Pause:
  1. Sinusextrasystolen.
  2. Atriale Extrasystolen.
  3. AV- und His-Bündel-Extrasystolen.
- Ventrikuläre Extrasystolen: vorzeitig, aberrierende Ventrikelerregung mit kompensatorischer Pause.
  Einteilung (Lown-Klassifizierung) nach Häufung und Malignität bei koronarer Herzkrankheit:
  1. Klasse I: unter 30 VES/h.
  2. Klasse II: über 30 VES/h.
  3. Klasse III a: multiple polytope VES.
  4. Klasse III b: Bigeminus, Trigeminus.
  5. Klasse IV a: Couplets.
  6. Klasse IV b: Triplets und Salven, Kammertachykardien.
- Umkehrsystolen und AV-Knotenextrasystolen: Mit retrograder Vorhoferregung und nachfolgendem antegraden Erregungsablauf.
- Kombinationssystolen (Fusionsschläge): durch Einfall einer ventrikulären Extrasystole oder Parasystole in die Phase der AV-Überleitung bei einer Normalerregung.

● Ersatzsystolen oder Ersatzrhythmen:
- Bei Absinken der Sinusfrequenz unter die Frequenz von übergeordneten Automatiezentren.
  1. AV-Ersatzsystolen: AV-Ersatzrhythmus mit normaler Kammererregung und retrograder Vorhoferregung.
  2. Koronarsinusrhythmus: negative P-Wellen mit normalem PQ-Intervall.
  3. Kammerersatzsystolen: Kammerersatzrhythmus bei Absinken der primären und sekundären Automatiezentren im Sinus- und AV-Knoten bzw. bei totalem AV-Block.
  4. Wandernder Schrittmacher: wechselnde Erregungsabläufe im Vorhof und AV-Knoten.

- Vorhofflimmern:
  - Unregelmäßige hochfrequente Vorhoferregungen (über 350/min) ohne Synchronisation mit unregelmäßiger Kammerüberleitung (absolute Arrhythmie).
  - Paroxysmal auftretend oder chronisch.
- Vorhofflattern:
  - Regelmäßige frequente Vorhoferregung (250–350/min) mit rhythmischer und arrhythmischer, tachykarder und bradykarder Kammertätigkeit mit n:1-Überleitung.
- Paroxysmale supraventrikuläre Tachykardie:
  - Frequenz von 180–220/min mit regelmäßigen RR-Intervallen und normalen QRS-Komplexen.
- AV-Knotentachykardie: tritt auf, wenn der AV-Knoten als hochfrequenter Schrittmacher den Sinusknoten überholt.
- Kammertachykardie:
  - Deformierter und verbreiterter QRS-Komplex ohne zugeordnete P-Wellen.
  - Bedingt durch kreisende Erregungen oder fokale Impulse.
  - Übergang in Kammerflimmern/-flattern oder in unkoordinierte Kammertachykardie möglich („Torsades de pointes").
- Kammerflattern:
  - Frequenz von 250–400/min mit regelmäßigen Wellen (Haarnadelkurve), verbunden mit Kreislaufstillstand (MAS-Syndrom, kardiogener Schock).
- Kammerflimmern:
  - Frequenz über 400/min.
  - Unregelmäßiger zackenförmiger Kurvenverlauf.
  - Sofortiger Kreislaufstillstand.
  - Kann primär auftreten oder sich aus Kammertachykardie oder Kammerflattern entwickeln.
- Doppelrhythmen (= Pararrhythmien):
  - AV-Frequenzdissoziation, Interferenzdissoziation oder Parasystolie.
  - Bedingt durch zwei oder mehrere gleichzeitig tätige Schrittmacher.

Störungen der Erregungsleitung
- Führen nur teilweise zu Störungen des Herzrhythmus.
- Werden eingeteilt in SA-, AV- und intraventrikuläre Blockierungen mit Überleitungsverzögerung (ohne Herzrhythmusstörungen), Überleitungsausfällen und totaler Blockierung.
- Sinuatrialer Block (= SA-Block):
  - Nur indirekt zu erkennen:
    1. SA-Block I. Grades: Im EKG nicht zu erkennen.
    2. SA-Block II. Grades, Typ 1 mit Wenckebach-Periodik: PP-Intervalle werden vor Blockierungen zunehmend kürzer.
    3. SA-Block II. Grades, Typ 2: P-Ausfälle bei sonst konstanten Überleitungsintervallen; 2:1-Block imponiert als Sinusbradykardie.
    4. SA-Block III. Grades (= totaler SA-Block): Totalausfall der Vorhoferregung (wie bei Sinusknotenstillstand) mit und ohne Ersatzrhythmus (ohne Ersatzrhythmus Herzstillstand mit Synkopen oder MAS-Anfällen).
- Atrioventrikulärer Block (= AV-Block):
  - Blockierungsmöglichkeiten im AV-Knoten, His-Bündel und innerhalb der Faszikel im Kammermyokard.
    1. AV-Block I. Grades: PQ-Verlängerung über 0,20 s.
    2. AV-Block II. Grades, Typ I mit Wenckebach-Periodik: bedingt durch zunehmende Verlängerung des AH-Intervalles (= progressive Zunahme des PQ-Intervalles) bis zur Unterbrechung.
    3. AV-Block II. Grades, Typ 2 (seltener als Typ 1): mit konstanten AV-Intervallen und intermittierender oder regelmäßiger (n:1) Unterbrechung der AV-Überleitung (Typ Mobitz).
    4. AV-Block III. Grades (= totaler AV-Block) mit AV-Dissoziation: P-Wellen und Kammerkomplexe werden unabhängig voneinander erregt (Durchwandern der P-Wellen) mit bradykardem Ersatzrhythmus; Verbreiterung des QRS-Komplexes bei distalem Block, schmaler QRS-Komplex bei proximalem Block.

- Präexzitationssyndrome:
  - Vorzeitige Kammererregungen durch akzessorische Leitungs-bahnen.
  - Rhythmusstörungen durch Reentry-Mechanismen in Form von paroxysmaler supraventrikulärer Tachykardie, Tachyarrhythmie bei Vorhofflimmern, Kammertachykardie.
    1. Wolff-Parkinson-White-Syndrom (WPW-) durch Kent-Palla-dino-Bündel:
       - PQ unter 0,12 s mit Deltawelle, QRS meist über 0,12 s.

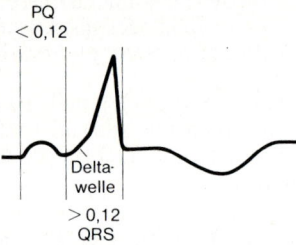

Abb. 13   EKG bei WPW-Syndrom.

  - Unterformen:
    Typ A (sternalpositiv) mit positiver Deltawelle in V_1–V_3; Leitung zum linken Ventrikel.
    Typ B (sternalnegativ) mit negativer Deltawelle in V_1–V_3; Leitung zum rechten Ventrikel.
    Typ C Mahaim-Typ mit normaler PQ-Zeit und prominenter Deltawelle; Leitungsbrücken vom His-Stamm.
    2. Lown-Ganong-Levine-Syndrom (LGL-) durch James-Bündel:
       - Verkürzung der PQ-Zeit unter 0,12 s und normaler QRS-Komplex.

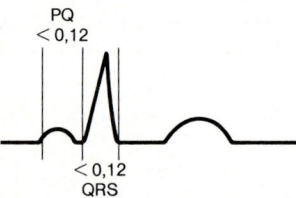

Abb. 14   EKG bei LGL-Syndrom.

Spezielle Syndrome

- Mitralklappenprolaps-Syndrom:
  - Systolischer Prolaps des hinteren, gelegentlich auch des vorde-ren Mitralsegels in den linken Vorhof (Echokardiographie!).
  - Meist angeboren.

- Supraventrikuläre und ventrikuläre Rhythmusstörungen bis zur Kammertachykardie, Kammerflattern/-flimmern, Bradyarrhythmien, Präexzitationssyndrome.
- Jervell-Lange-Nielsen-Syndrom:
  - EKG: Repolarisationsstörungen, TU-Verschmelzungswelle mit verlängerter QTU-Zeit.
  - Kongenital.
  - Kombination mit Innenohrtaubheit.
- Romano-Ward-Syndrom:
  - QTU-Verlängerung ohne Taubheit.
  - Kongenital.
- Hypersensitiver Karotissinus:
  - Bradykardien und SA-/AV-Blockierungen mit Schwindel und Synkopen durch reflektorische Steigerung des vagalen Antriebs (Massage, Dehnung, Druck).

Symptomatik

- Kardiales Organgefühl.
- Palpitationen („Herzklopfen", „Herzstolpern", „Herzrasen").
- Schwindel.
- Synkopen (Prä-MAS, MAS).

Diagnose

- Anamnese (Medikamente, toxische Belastung, Infekte, Stenokardien, Herzinfarkte).
- Röntgenthorax (Herzform, Herzgröße, Stauungssymptome, pleuroperikardiale Verschwartungen).
- EKG, Langzeit-EKG, Belastungs-EKG.
- Echokardiographie (Akinesie, Aneurysma, Klappenfunktion, Mitralklappenprolapssyndrom).
- Elektrolytspiegel i. S.
- Schilddrüsenfunktionstests.
- Serologische, bakteriologische, immunologische Tests (Virustiter, Rheumafaktoren, Blutkulturen).
- Wirkspiegel von Medikamenten (Digoxin, Digitoxin).
- His-Bündel-Elektrogramm.
- Elektrostimulation.
- Karotissinusmassage.
- Koronarangiographie und Ventrikulographie.
- Myokardbiopsie.
- Spätpotentiale bei erhöhter ventrikulärer Vulnerabilität.

Herzrhythmusstörungen

Therapie

- Einteilung der Antiarrhythmika:
  - Natriumantagonisten mit direktem Membraneffekt:
    Chinidin
    Ajmalin
    Propafenon
    Disopyramid
    Lidocain
    Phenytoin
    Mexiletin
    Flecainid
  - Betablocker (Sympathikolyse):
    Propranolol
    Sotalol
    Metoprolol u. a.
  - Kaliumantagonisten (Wirkung durch Hemmung des Kaliumausstroms mit Verlängerung der Repolarisation):
    Amiodaron
    Sotalol
  - Calciumantagonisten (Wirkung durch Hemmung des Calciumeinstroms):
    Verapamil
    Diltiazem
    Gallopamil
  - Sympathikomimetika:
    Orciprenalin
    Isoproterenol
  - Parasympathikolytika:
    Atropin
    Ipratropiumbromid
- Differentialtherapie von Herzrhythmusstörungen:
  - Supraventrikuläre Extrasystolen:
    Ajmalin
    Disopyramid
    Propafenon
    Phenytoin
    Chinidin
    Betablocker
    Verapamil
    Flecainid
    Digitalisglykoside bei Herzinsuffizienz
  - Ventrikuläre Extrasystolen:
    Lidocain
    Ajmalin
    Disopyramid
    Aprindin

Lorcainid
Tocainid
Propafenon
Phenytoin
Chinidin
Betablocker
Mexiletin
Flecainid
Amiodaron
Kaliumsubstitution
Digitalis bei Herzinsuffizienz
– Supraventrikuläre Tachykardie:
Vagusreiz
Sedierung
Verapamil
Betablocker
Digitalis
Chinidin
Ajmalin
Propafenon
Disopyramid
Flecainid
Elektrotherapie
– Ventrikuläre Tachykardie:
Lidocain
Ajmalin
Propafenon
Mexiletin
Flecainid
Elektrotherapie
– Vorhofflimmern/-flattern:
Digitalis
Verapamil
Chinidin
Betablocker
Lidoflazin
Propafenon
Disopyramid
Flecainid
Elektrotherapie
– Kammerflimmern/-flattern:
Lidocain
Kalium
Elektrodefibrillation
Reanimationsmaßnahmen mit Azidoseausgleich

Herzrhythmusstörungen

Tabelle 10   Gebräuchliche Antiarrhythmika

Generics	Handelsname	Mittlere Dosierung per os/die
Ajmalin	Gilurytmal	3–4 × 50 mg
Amiodaron	Cordarex	1 × 200 mg
Aprindin	Amidonal	1–2 × 50 mg
Atropin	Atropin	3–4 × 0,5 mg
Chinidin	Chinidin Duriles	2 × 250–500 mg
Chinidin + Verapamil	Cordichin	2–3 × 160 + 80 mg
Disopyramid	Rythmodul, Norpace, Diso-Duriles	3–4 × 100 mg
Flecainid	Tambocor	2 × 100–150 mg
Lidocain	Xylocain	nur i.v. oder per infusionem 2–6 mg/min
Lorcainid	Remivox	2 × 100 mg
Mexiletin	Mexitil	3 × 200 mg
Orciprenalin	Alupent	6–10 × 20 mg
Propafenon	Rytmonorm	3 × 150–300 mg
Propranolol	Dociton	3 × 20–40 mg
Sotalol	Sotalex	1–2 × 80 mg
Tocainid	Xylotocan	3–4 × 400 mg
Verapamil	Isoptin	3 × 80 mg

● Spezielle Behandlungspläne:
  – Sinustachykardie:
    1. Bei hyperkinetischem Herzsyndrom: Betablocker (z. B. Propranolol 3 × 20 mg oder Sotalol 1 × 80 mg per os).
    2. Bei Herzinsuffizienz: Digitoxin, beginnend mit 0,5 mg per os am 1. Tag, 0,3 mg am 2. Tag, 0,2 mg am 3. Tag, dann als Erhaltungsdosis weiter täglich 0,07 mg.
    3. Bei Angina pectoris: Verapamil 3 × 80 mg per os oder in retardierter Form 2 × 120 mg oder Betablocker.
  – Supraventrikuläre Extrasystolen:
    1. Vereinzelt auftretend und ohne subjektive Symptome: keine Behandlung erforderlich.
    2. Bei hyperkinetischem Herzsyndrom: Betablocker.
    3. Bei Herzinsuffizienz: Digitalisglykoside.
    4. Im übrigen z. B. Ajmalin 3 × 50 mg per os.
  – Paroxysmale supraventrikuläre Tachykardie:
    1. Anfallsunterbrechung durch Vagusreiz (Karotissinusmassage).
    2. Bei Herzinsuffizienz Digitalisglykoside mit schneller Sättigung.

3. Bei WPW-Syndrom: Ajmalin 50 mg langsam i. v. unter EKG-Kontrolle.
4. Sonst Verapamil 5–10 mg langsam i. v., ebenfalls unter EKG-Kontrolle.
5. Prophylaxe: Verapamil 3 × 80 mg per os oder
   Ajmalin 3 × 50 mg per os oder
   Propafenon 3 × 150–300 mg per os oder
   Betablocker (z. B. 3 × 20 mg Propranolol per os).

– Vorhofflimmern/-flattern:
1. Konversionsversuch nur bei kurzer Laufzeit (unter 1 Jahr) z. B. mit Chinidin (2–3 × 0,25–0,5 g per os/die), in Kombination mit Verapamil (2–3 × 80 mg per os/die).
2. Lidoflazin (3 × 60 mg per os) und Propafenon 3 × 150 mg per os oder
3. Disopyramid 3 × 100–200 mg per os oder
4. Flecainid 2–3 × 100 mg per os oder
5. Digitalis als direktes Antiarrhythmikum bei schneller Überleitung oder aber bei Herzinsuffizienz mit Vorhofflimmern.

– Kammertachykardie:
1. Lidocain 100–200 mg i. v. zur Anfallskupierung und anschließend 2–6 mg/min per infusionem oder
2. Ajmalin 50 mg i. v. oder
3. Propafenon 70–140 mg i. v.
4. Bei Therapieresistenz Elektroschock (100–200 Joule) oder Hochfrequenzstimulation (600/min).
5. Rezidivprophylaxe: Ajmalin 3 × 50 mg per os oder
   Propafenon 3 × 150–300 mg per os oder
   Disopyramid 3 × 100–200 mg per os oder
   Mexiletin 2–3 × 300 mg per os oder
   Amiodaron 1 × 100–200 mg per os.

– Ventrikuläre Extrasystolen:
1. Behandlungsbedürftig bei akutem Herzinfarkt und bei malignen Formen (Lown-Grad III und IV).
2. Behandlungsprinzip wie bei ventrikulärer Tachykardie.
3. Beachtung von Hypokaliämie und Digitalisintoxikation.

– Kammerflimmern und -flattern:
1. Versuch mit präkordialem Faustschlag bei Auftreten in Gegenwart des Ersthelfers.
2. Sonst immer sofort Elektrodefibrillation mit 100–400 Joule (s. Elektrotherapie).
3. Wenn nicht sofortiger Erfolg, Einleitung von Reanimationsmaßnahmen mit Intubation, Beatmung und externer Herzmassage.
4. Bei Erfolg Rezidivprophylaxe mit Lidocain 2–6 mg/min per infusionem.

5. Beachtung des Kaliumspiegels im Serum, der Oxygenierung und des Azidoseausgleichs (70 mval Natriumbicarbonat per infusionem).
- Bradykarde Rhythmus- und Leitungsstörungen:
  1. Atropin 0,5–1 mg i. v. (besonders bei akutem Hinterwandinfarkt lebensrettend!)
  2. Orciprenalin (Alupent) 0,5–1 mg i. v. oder 10–20 mg per os alle 2–4 Stunden.
  3. Elektrostimulation transvenös-intrakardial, passager oder permanent oder für Notfälle auch transthorakal oder transösophageal (s. Elektrotherapie).
- Sick-Sinus-Syndrom:
  1. Schrittmacher zur Therapie der Bradykardien.
  2. Ggf. zusätzlich Antiarrhythmika (z. B. Ajmalin, Propafenon) bei Tachykardien.
- Mitralklappenprolaps-Syndrom: Je nach Symptomatik:
  1. Medikamentöse Therapie der Herzrhythmusstörungen oder
  2. Herzschrittmacher oder
  3. operative Therapie.
- Präexzitationssyndrome:
  1. Ajmalin.
  2. Propafenon.
  3. Betablocker.
  4. Chinidin.
  5. Bei medikamentös therapieresistenten Tachykardien chirurgische Durchtrennung der akzessorischen Leitungsbahnen (Erfolgsquote 90–100%, Letalität 1%).

  Beachte: Verapamil kann die Leitungsfähigkeit der akzessorischen Bahnen beschleunigen!

- Jervell-Lange-Nielsen-(Romano-Ward-)Syndrom:
  1. Betablocker, evtl. auch Propafenon oder Mexiletin.
  2. Wenn 1. ohne Effekt: Schrittmacher oder Antitachykardiesysteme.
  3. Cave: Chinidin und Amiodaron können Kammerflimmern auslösen!

● Beachtenswerte Regeln bei der Behandlung von Herzrhythmusstörungen:
- Nicht alle HRST sind behandlungsbedürftig, auch Herz-Kreislauf-Gesunde haben HRST.
- Immer sollte die Ursache von HRST bedacht und erkannt werden, da eine kausale Behandlung immer die beste Therapie darstellt.
- Toxische Anamnese durch Genußmittel beachten: Nikotin, Alkohol, Coffein.

- Die Behandlung richtet sich nach der Malignität und dem Beschwerdekomplex.
- Prognostisch ungünstig sind HRST bei akuten kardialen Erkrankungen, besonders beim Herzinfarkt.
- Ausschluß von Hypokaliämie und Digitalisintoxikation unbedingt erforderlich.
- Bradykarde HRST sollen nicht mit üblichen Antiarrhythmika, sondern wenn nötig und symptomatisch durch Frequenzanhebung mit Herzschrittmacher behandelt werden.
- Atropin und Orciprenalin sind nur für die Akut- und Sofortbehandlung bradykarder HRST von Wert.
- Alle Antiarrhythmika besitzen toxische Nebenwirkungen und können selbst Leitungs- und HRST auslösen.

- Spezielle Anwendung von Amiodaron (Cordarex):
  - Amiodaron ist ein äußerst potentes (Klasse III) Antiarrhythmikum.
  - Speziell für bedrohliche oder sonst therapierefraktäre supraventrikuläre und ventrikuläre Herzrhythmusstörungen.
  - Nebenwirkungen: Erregungsbildungs- und -leitungsstörungen, Schilddrüsenfunktionsstörungen, Korneaablagerungen, Lungenfibrose, Neuropathien, Fotodermatosen.
  - Um eine optimale Wirkung zu erreichen, ist anfangs eine Sättigungsbehandlung erforderlich (Gesamtdosis in der Sättigungsphase: ca. 10 g; Erhaltungsdosis: 100–200 mg/die).
  - Kontrollen von EKG, Blutspiegel, Schilddrüsenfunktionstests (T_3, T_4, TRH/TSH), Lungenfunktion und von ophthalmologischen Veränderungen (Korneaeinlagerungen).
  - Da lange Halbwertszeit besteht, ist die Abklingquote therapeutischer und toxischer Reaktionen erheblich verzögert (länger als 3 Wochen).
  - Zur schnellen Akutwirkung: Kurzinfusion mit 300 mg in 250 ml 5%iger Glucoselösung.

Komplikationen

- Tachykarde extrasystolische Herzrhythmusstörungen können in Kammerflattern/-flimmern übergehen mit Herz-Kreislauf-Stillstand und evtl. irreversiblen Schäden am Gehirn (nach ca. 3–5 min).
- Bradykarde Herzrhythmusstörungen können in eine Asystolie übergehen mit Herz-Kreislauf-Stillstand.
- Bei Synkopen und MAS-Anfällen Gefahr von Sekundärtraumen (Frakturen verschiedener Art) und zerebralem Multiinfarktsyndrom).

Koronare Herzkrankheit (KHK)

Definition/Allgemeines

- Morphologische Grundlage der koronaren Herzkrankheit ist die Koronararteriensklerose, die ätiologisch keine Besonderheiten im Vergleich zu arteriosklerotischen Veränderungen am übrigen arteriellen Gefäßsystem aufweist.
- Die Koronararteriensklerose führt zur Koronarinsuffizienz, d. h. zu einem Mißverhältnis zwischen Sauerstoffbedarf und -angebot des gesamten Myokards oder bestimmter Myokardbereiche.
- Eine starke Myokardhypertrophie (z. B. bei Aortenklappenstenose oder Hypertonie) kann auch ohne wesentliche Koronarsklerose zur Koronarinsuffizienz führen; eine koronare Herzkrankheit liegt in diesem Fall nicht vor.

Pathogenese

- Wesentliche Determinanten, die das myokardiale O_2-Angebot und den O_2-Verbrauch beeinflussen:
  - Morphologische Faktoren:
    1. Ausmaß und Lokalisation der Stenosen.
    2. Kollateralen.
    3. Herzgewicht.
  - Funktionelle Faktoren:
    1. Herzfrequenz.
    2. Kontraktilität.
    3. Myokardiale Wandspannung.
    4. Perfusionsdruck.
    5. Koronarspasmen.
    6. O_2-Kapazität und O_2-Sättigung.
- Ausmaß der Stenosen:
  Durchblutungsstörungen treten erst bei fortgeschrittener Stenosierung auf, da in der Regel eine 4fache Steigerung der Durchblutung gegenüber dem Ruhezustand möglich ist (Koronarreserve); eine Einschränkung der Koronarreserve tritt ab etwa 50% Lumeneinengung bei Belastung auf (entspricht koronarangiographisch einer etwa 75%igen Stenose) und in Ruhe bei einer etwa 90%igen Stenose.
- Koronarspasmen:
  Vorkommen meist auf dem Boden von mäßigen und mittelgradigen Stenosen, sehr selten bei normalen Koronararterien; bei exzentrischer Stenose ist die Ischämieauslösung durch geringe Tonusschwankungen im nicht arteriosklerotischen Wandsegment mit Änderung des Stenosegrades möglich (dynamische Koronarstenose).

- Erscheinungsformen der koronaren Herzkrankheit:
  - Passagere akute Koronarinsuffizienz führt zu Angina pectoris oder stummer Myokardischämie.
  - Anhaltende akute Koronarinsuffizienz führt zu Myokardinfarkt.
  - Chronische Koronarinsuffizienz mit diffuser Mikroinfarzierung löst eine Herzinsuffizienz aus.
  - Herzrhythmusstörungen mit der möglichen Folge eines plötzlichen Herztodes.
- Folgen der passageren Koronarinsuffizienz:
  - EKG: ischämische Endstreckenveränderungen.
  - Relaxations- und Kontraktionsstörung mit Anstieg des linksventrikulären Zuflußdruckes (Compliance-Störung).
  - Anstieg des koronarvenösen Lactatgehaltes.
- Folgen irreversibler Myokardvernarbungen auf die Ventrikelfunktion:
  - Paradoxe systolische Wandbewegung mit Reduktion der Förderleistung im akuten Myokardinfarkt.
  - Compliance-Reduktion (Hypokinesie, Akinesie) des Infarktbezirkes und Hypertrophie des Restmyokards in der chronischen Infarktphase.

Epidemiologie

- Die Epidemiologie der KHK beruht auf dem Konzept der Risikofaktoren; diese sind als epidemiologisches Merkmal überdurchschnittlich häufig mit dem Auftreten der Erkrankung verbunden, so daß ein kausaler Zusammenhang anzunehmen ist (kein Synonym für Ursache!); die Risikofaktoren beeinflussen sich gegenseitig verstärkend (additiv oder potenzierend).
- Hyperlipoproteinämie:
  - Cholesterin: negative Korrelation von HDL-Cholesterin und KHK, positive Korrelation von LDL-Cholesterin und KHK.
  - Rolle der Triglyceride umstritten.
  - Lipoproteinklasse nach Fredericksen: Hohes Risiko bei den Klassen II a (!), II b, III und IV.
- Nikotinabusus.
- Arterielle Hypertonie.
- Diabetes mellitus:
  Kein echter Risikofaktor, sondern Krankheitsentität mit Mikro- und Makroangiopathie; Herzinfarkte treten beim Diabetiker doppelt so häufig auf wie beim Nichtdiabetiker.
- Übergewicht, abnorme Glucosetoleranz, Hyperurikämie; orale Kontrazeption; psychosoziale Risikofaktoren.
- Einflüsse von Alter, Geschlecht und Lebensbedingungen.

Klinik

- Angina pectoris (A. p.):
  - Auftreten des Schmerzes bei Mehrarbeit des Herzens (körperliche Belastung, Aufregung), nach Belastungsabbruch abklingend; seltener in Ruhe oder nachts auftretend.
  - Typische Schmerzauslösung auch durch Kälteexposition und Nikotininhalation.
  - Lokalisation: retrosternal mit Ausstrahlung in den linken Arm, in beide Schultern, Arme und Hände; in einigen Fällen auch in Hals und Unterkiefer.
  - Charakter: „brennend", Engegefühl", „Druck auf der Brust".
  - Dauer: in der Regel nur wenige Minuten, bei längerer Dauer Verdacht auf Herzinfarkt.
  - Schnelle Besserung nach sublingualer Applikation von Nitroglycerin.

- Stabile Angina pectoris:
  Gleichbleibende Intensität und Häufigkeit des Herzschmerzes bei gleichen Auslösebedingungen.

- Instabile Angina pectoris:
  - Neu aufgetretene A. p.
  - Stabile A. p., die sich kurzfristig an Intensität und Häufigkeit verschlechtert hat (Crescendo-Angina); rasche Abnahme der Belastbarkeit.
  - Angina pectoris, die in Ruhe oder nachts auftritt, oft länger und stärker anhaltend, evtl. verbunden mit passageren ST-T-Elevationen als Ausdruck einer transmuralen Ischämie (Variant-Angina, vasospastische Angina).

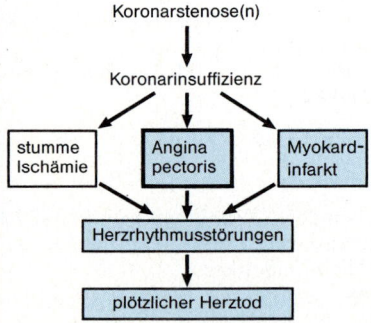

Abb. 15 Symptome der koronaren Herzkrankheit.

- Erscheinungsformen einer Koronarinsuffizienz ohne Angina pectoris:
  - Herzrhythmusstörungen und Dyspnoe als A.-p.-Äquivalente.
  - Stumme Myokardischämie (Auftreten meist in Ruhe oder unter geringer körperlicher Belastung). Offenbar häufiger als symptomatische Ischämieepisoden. Prognostische Bedeutung noch umstritten.
  - Positives Belastungs-EKG oder pathologisches Myokardszintigramm ohne Symptome.
  - Plötzlicher Herztod (überwiegende Ursache: koronare Herzkrankheit mit malignen Herzrhythmusstörungen).
  - Myokardinfarkt als Erstmanifestation einer koronaren Herzkrankheit.

Diagnose

- Allgemeine Anamnese und Untersuchung:
  - Risikofaktoren: Rauch- und Eßgewohnheiten, Hypertonie, Hypercholesterinämie, Diabetes mellitus, Hyperurikämie, Körpergewicht, psychosoziale Belastungen.
  - Familiäre Belastung: Herzinfarkt, Schlaganfall, Hypertonie, plötzlicher Herztod.
  - Körperliche Untersuchung: Gefäßstatus, wesentliche Begleitkrankheiten, Zeichen einer Herzinsuffizienz (besonders nach Myokardschädigung durch vorangegangenen Infarkt).
- Ruhe-EKG:
  - Uncharakteristische Befunde, bei der Mehrzahl der Patienten mit gesicherter Angina pectoris (ohne Infarkt) normal.
  - Hinweise für KHK können sein: ST-T-Veränderungen, Schenkelblockbilder, Veränderungen des QRS-Komplexes.
  - EKG-Registrierung während eines Angina-pectoris-Anfalles deckt typische horizontale bis deszendierende ST-Senkungen auf.
- Belastungs-EKG:
  - Standardisierte Belastung mit dem Fahrradergometer, durch Besteigen von Stufen oder auf dem Laufband.
  - Indikationen:
    1. Klärung der Diagnose bei untypischen Beschwerden.
    2. Ausschluß einer Koronarinsuffizienz bei Patienten mit Risikofaktoren.
    3. Objektivierung des Ausmaßes der Funktionseinschränkung bei gesicherter Diagnose.
  - Bewertung: pathologisch im Sinne einer myokardischämischen Reaktion sind deszendierende oder horizontale ST-Streckensenkungen von mindestens 0,1 mV (Männer) bzw. 0,2 mV (Frauen) und mehr als 0,07 s Dauer (s. S. 21).

Koronare Herzkrankheit (KHK)

- Langzeit-EKG:
  - Nachweis von stummen Myokardischämie-Episoden durch computergestützte ST-Steckenanalyse.
  - Diagnostik von Herzrhythmusstörungen.
- EKG bei Vorhofstimulation:
  Möglicher Provokationstest bei Patienten, die nicht belastet werden können; Beurteilung des EKG bei steigenden Stimulationsfrequenzen.
  Nachteil: unphysiologischer Belastungstest.
- Röntgenthorax:
  Frage nach Herzgröße, Herzkonfiguration, Größe des linken Ventrikels und Koronarverkalkungen.
- Einschwemmkatheteruntersuchung:
  - Gewinnung eines weiteren Ischämieparameters, wenn Angina pectoris und ischämische ST-Senkung nicht sicher beurteilbar sind; semiinvasives Verfahren zwischen Belastungs-EKG und Koronarangiographie bei Patienten ohne Herzinfarkt: PC-Druckanstieg bei Belastung als Ausdruck einer ischämiebedingten linksventrikulären Funktionsstörung; Abschätzung der Größe des Ischämiebezirkes durch Beurteilung der Steilheit des PC-Druckanstieges.
  - Durchführung bei diagnostischen Problemen, z. B. bei abnormem EKG mit Schenkelblock oder Linkshypertrophie.
- Isotopenmethoden:
  - Myokardszintigraphie (Thallium 201): sensitiver Parameter für KHK (Sensitivität 75–90%), liefert Zusatzinformationen bei folgenden klinischen Situationen:
    1. Bei atypischer Angina pectoris.
    2. Bei pathologischem Belastungs-EKG ohne Angina pectoris.
    3. Bei abnormem Ruhe-EKG (Schenkelblock, Hypertrophie).
    4. Zur Lokalisation der Ischämie.
  - Lokale Thalliumaufnahme im Myokard korreliert mit der Perfusion, daher Rückschlüsse auf die funktionelle Wirksamkeit von Stenosen und Kollateralen möglich.
  - Radionuklidventrikulographie: Messung der Auswurffraktion während körperlicher Belastung, die bei Herzgesunden ansteigt, bei Koronarkranken aufgrund von Wandbewegungsstörungen des Ventrikels abfällt.
- Echokardiographie:
  - Analyse von Wandbewegungsstörungen des linken Ventrikels.
  - Zur Diagnostik der akuten Koronarinsuffizienz wenig geeignet.
  - Einsatz im chronischen Infarktstadium.

- Koronarangiographie:
  - Information über morphologisches Substrat der KHK: Einge-fäß-, Zweigefäß-, Mehrgefäßerkrankung, Stenose des linken Hauptstammes.
  - Beurteilung der Ventrikelfunktion (Lävokardiogramm).
  - Planung des therapeutischen Vorgehens in der Regel erst nach Kenntnis von Ausmaß und Lokalisation der Koronarstenosen möglich und sinnvoll.
  - Dringlichkeit der Indikation zur invasiven Diagnostik ergibt sich aus der Schwere der Angina pectoris, dem Ausmaß der ST-Senkung im Belastungs-EKG sowie der Größe der Perfusionsde-fekte im Myokardszintigramm unter Berücksichtigung von Alter, Allgemeinzustand, Zweiterkrankungen und Funktion des linken Ventrikels des Patienten.
  - Beschleunigte Indikationsstellung bei instabiler Angina pectoris und bei Angina pectoris auf niedrigem Belastungsniveau.

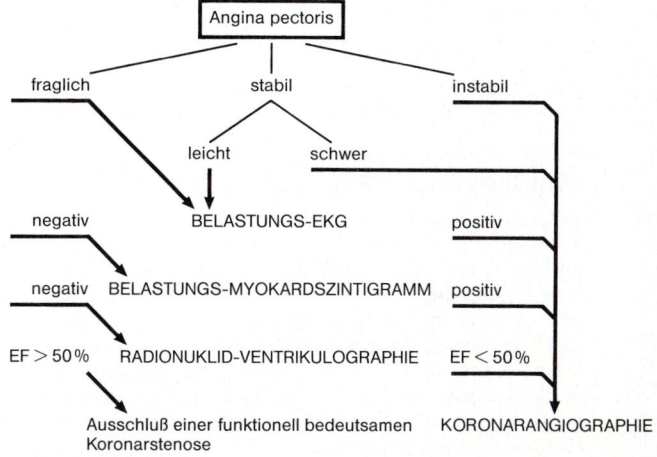

Abb. 16 Diagnostisches Vorgehen bei Angina pectoris ohne abgelaufenen Myokardinfarkt.

Koronare Herzkrankheit (KHK)

- Vegetative Störungen: Auftreten meist unabhängig von körperlicher Belastung; längere Dauer als beim Angina-pectoris-Anfall, häufig Stunden; Lokalisation oft in die Herzspitzenregion, nicht retrosternal; junge Männer oder präklimakterische Frauen bevorzugt betroffen.
  Therapieversuch mit Betablockern.
- Degenerative Wirbelsäulenveränderungen, Interkostalneuralgien, Periarthritis humeroscapularis: Ausschluß einer Koronarinsuffizienz meist durch Belastungs-EKG.
  Besserung durch antiphlogistische und physikalische Therapie.
- Gastrointestinale Erkrankungen: Ulcus ventriculi und duodeni; Zwerchfellhernien; Ösophagitis; Pankreatitis.
- Herzinfarkt: Schmerzbeginn meist in Ruhe; Dauer des Schmerzes länger als 15 min; vegetative Symptomatik (oft Erbrechen).
  In der Regel keine Besserung auf sublinguales Nitroglycerin.

Therapie

- Korrektur der Risikofaktoren:
  - Nikotinkarenz.
  - Hypertonieeinstellung.
  - Therapie der Hypercholesterinämie: Diät, Cholestyramin (3 × 4–8 g/d), Clofibrat und Derivate.
  - Einstellung eines Diabetes mellitus.
- Allgemeinmaßnahmen:
  - Vermeidung von Situationen, die Angina pectoris auslösen (körperlicher, seelischer Streß; Kälteexposition).
  - Beseitigung bzw. Besserung herzbelastender Zweiterkrankungen: Anämie, pulmonale Hypoxie, Hyperthyreose.
  - Normalisierung des Körpergewichtes.
  - Überwachte und dosierte Bewegungstherapie (Koronargruppen), jedoch nicht bei manifester Herzinsuffizienz, schwerer Angina pectoris (meist Mehrgefäßerkrankung) oder malignen Herzrhythmusstörungen.
- Nitrate:
  - Wirkungsmechanismen:
    1. Verringerung der Vorbelastung des Herzens (Preload) durch „venöses Pooling" und Abnahme des enddiastolischen Ventrikeldruckes und Ventrikelvolumens (wichtigster Faktor).
    2. Verringerung der Nachbelastung des Herzens (Afterload) durch Reduktion des peripheren Gefäßwiderstandes.
    3. Lumenerweiterung der großen Koronararterien.

- Nitrattoleranz: nachlassende antianginöse Wirkung bei steigenden bzw. anhaltend hohen Nitratdosen.
  Verhinderung durch tägliches 8- bis 12stündiges nitratfreies Intervall (Einnahme daher in der Regel morgens und mittags).
- Therapie des akuten Angina-pectoris-Anfalles: sublinguale Applikation von Glyceryltrinitrat (0,8–1,6 mg Nitroglycerin als Spray oder Zerbeißkapsel).
- Anfallsprophylaxe und Dauerbehandlung: Isosorbiddinitrat ISDN, nicht retardiert (in der Regel täglich 20–40 mg morgens und mittags); alternativ ISDN 120 mg morgens in retardierter Form oder Isosorbid-5-Mononitrat (20 mg morgens und mittags) oder Molsidomin mit nitratähnlicher Wirkung ohne wesentliche Toleranz (3 × 4–8 mg/d). Nitratpflaster wegen schneller Toleranzentwicklung und unsicherer Bioverfügbarkeit nicht primär empfehlenswert, jedoch von nicht zu unterschätzender psychologischer Wirkung.
- Nebenwirkungen: Nitratkopfschmerz, besonders zu Beginn der Behandlung; orthostatische Symptome mit Schwindel und Schwäche (Nitratsynkope).
- Betarezeptorenblocker:
  - Wirkungsmechanismen:
    1. Herabsetzung des betaadrenerg gesteuerten O_2-Verbrauchs des Myokards und der Herzarbeit durch Verminderung der Herzfrequenz und der Kontraktilität.
    2. Zusätzliche Entlastung des Herzens durch Besserung einer evtl. begleitenden Hypertonie.
    3. Antiarrhythmische Effekte vor allem in der postinfarziellen Phase mit Reduktion der Häufigkeit des plötzlichen Herztodes.
  - Einteilung der Betablocker nach Beta$_1$-Selektivität, sympathomimetischer Eigenwirkung (ISA) und unspezifischer Membranwirkung (chinidinähnlich); der praktische Wert dieser pharmakologischen Unterschiede wird oft überschätzt.
  - Indikationsbereich erstreckt sich überwiegend auf KHK mit stabiler Angina pectoris, bei der belastungsabhängige Beschwerden auftreten; Steigerung der Belastungstoleranz im allgemeinen um 25–50%.
  - Bei instabiler Angina pectoris vorsichtige Anwendung, da Auslösung von Koronarspasmen denkbar.
  - Optimale Behandlung erfordert individuelle Dosierung der unterschiedlichen Betablocker.
    Für Propranolol liegt der Dosisbereich für die antianginöse Therapie im allgemeinen zwischen 30 und 240 mg/d.
  - Kombinationstherapie mit Nitraten wirkt synergistisch auf die Senkung des myokardialen O_2-Verbrauchs.

- Nebenwirkungen und Kontraindikationen: Auslösung einer Herzinsuffizienz (dosisabhängig, besonders bei vorgeschädigtem Herzen), Bradykardie (cave beim Sinusknotensyndrom), AV-Blockierungen, bronchiale Obstruktion, Hypotension, Verstärkung einer Hypoglykämie, schwere periphere arterielle Verschlußkrankheit.

- Calciumantagonisten:
  - Wirkungsmechanismen:
    1. Hemmung des erregungsbedingten Calciumioneneinstroms in die Myokardzelle und in die glatte Muskelzelle und damit Hemmung der elektromechanischen Koppelungsprozesse.
    2. Senkung der Kontraktilität des Myokards und Reduktion des peripheren Gefäßtonus (Afterload); dadurch Verringerung des myokardialen O_2-Verbrauchs.
    3. Koronardilatierende Wirkung mit Beseitigung von Koronarspasmen, insbesondere der epikardialen Koronararterien.
    4. Dämpfung der calciumabhängigen Aktivität nomotoper und ektoper Automatiezentren.
  - Wegen der ausgeprägten koronardilatierenden Wirkung Therapeutika erster Wahl bei nachgewiesener oder vermuteter vasospastischer Angina pectoris (Prinzmetal-Angina) bzw. instabiler Angina pectoris; breiter Indikationsbereich aber auch bei stabiler Angina pectoris.
  - Intensität und Selektivität der Wirkungen einzelner Calciumantagonisten wegen chemischer Inhomogenität der Substanzgruppe unterschiedlich.
    Die Differentialtherapie mit den verschiedenen Vertretern der Calciumantagonisten zur Vermeidung von unerwünschten Wirkungen ist daher wesentlich.
  - Hauptvertreter:
    1. Nifedipin: ausgeprägte gefäßdilatierende Wirkung, nur geringe kardiodepressive und keine antiarrhythmische Potenz; in der Regel mäßige Frequenzbeschleunigung, geiegentlich auch Auslösung einer Tachykardie (cave: Verschlechterung einer Angina pectoris). Dosierung: 3–4 × 10–20 mg/d.

       Beachte: Gefahr der akuten Koronarinsuffizienz bei Aortenklappenstenose mit KHK!

    2. Verapamil: antiarrhythmische Eigenschaften, insbesondere bei supraventrikulären Tachykardien; überleitungsverzögernde Wirkung im AV-Knoten kann höhergradigen AV-Block in seltenen Fällen induzieren. Dosierung: 3 × 80–120 mg/d.

       Cave: Kombination mit Betablockern.

3. Diltiazem: Mittelstellung mit geringerem antiarrhythmi-
   schem Effekt als Verapamil und geringerer Nachlastsenkung
   und Vasospasmolyse als Nifedipin. Dosierung: 2–3 ×
   60–90 mg/d.
– Nebenwirkungen und Kontraindikationen (insgesamt selten):
  Knöchelödeme; Flushsymptomatik; paradoxe Angina pectoris
  (Nifedipin); Bradykardien und Obstipation (Verapamil); cave
  bei Leberfunktionsstörungen und Hypotonie.

	Nitrate	Calcium-antagonisten	Betablocker
Stabile Angina pectoris	+ +	+ +	+ +
Instabile Angina pectoris	+ +	+ +	+
Postinfarktstatus ohne A.p.	–	+	+ +
Begleitende Hypertonie	+	+ +	+ +
Begleitender Diabetes mellitus	+	+	–

Abb. 17   Medikamentöse Therapie der koronaren Herzkrankheit.

● Bei schweren Formen der Angina pectoris ist eine Kombinationstherapie mit Nitraten und Calciumantagonisten oder Nitraten und
  Betablockern erforderlich; in der 3. Therapiestufe wird eine Drei-
  fachkombination mit Nitraten, Calciumantagonisten und Betablok-
  kern eingesetzt.
● Digitalis:
  Zurückhaltende Indikation; Einsatz nur bei chronischer Stauungsinsuffizienz mit Ventrikeldilatation, in der Regel in Kombination
  mit Diuretika.
  Beim größten Teil der Koronarkranken hat Digitalis keinen therapeutischen Wert, da bei kardialer Kompensation durch Steigerung
  der Kontraktilität der O_2-Bedarf des Herzens verstärkt werden
  kann.

Koronare Herzkrankheit (KHK)

- Langzeit-Antikoagulation:
  - Cumarinderivate: keine gesicherte Indikation in der chronischen Phase der KHK, angezeigt lediglich bei nachgewiesenem Ventrikelaneurysma oder intrakardialem Thrombus.
  - Aggregationshemmer: gesicherte Indikation z. Zt. bei instabiler Angina pectoris zur Prophylaxe des drohenden Myokardinfarktes.
    Weitere Indikationen in der chronischen Phase der KHK wahrscheinlich.
    Dosierung: 100–250 mg Acetylsalicylsäure/d.

- Antiarrhythmische Therapie:
  - Komplexe Herzrhythmusstörungen (ventrikuläre Extrasystolen in Couplets, Triplets und Salven) stellen einen wesentlichen prognostischen Faktor bei der KHK dar, besonders in der chronischen Infarktphase. Eine Häufung komplexer Rhythmusstörungen findet sich auch in Zusammenhang mit schlechter Ventrikelfunktion und/oder Mehrgefäßerkrankung.
  - Die Indikation zur antiarrhythmischen Therapie besteht bei bedeutsamen Arrhythmien, vor allem bei Zustand nach Myokardinfarkt.

- Perkutane transluminale Koronarangioplastie (PTCA):
  - Dilatation von Koronarstenosen mit Hilfe von Kathetertechniken gewinnt zunehmende Bedeutung bei der Therapie der KHK.
  - Primäre Erfolgsrate über 90%, Rezidivstenoserate bei etwa 30%.
  - Indikationsbereich umfaßt idealerweise koronare Eingefäßerkrankungen mit proximalen Stenosen, aber auch Zwei- und Mehrgefäßerkrankungen; als Kontraindikation gilt die linke Hauptstammstenose.
  - Voraussetzungen: Angina-pectoris-Symptomatik und Ischämienachweis (Belastungs-EKG, Myokardszintigramm).
  - Komplikationen (meist Gefäßverschluß) machen in etwa 4% eine notfallmäßige aortokoronare Bypass-Operation erforderlich.

- Aortokoronare Bypass-Operation:
  - Indikation abhängig vom Schweregrad der Angina-pectoris-Symptomatik (symptomatischer Aspekt) sowie von Ausmaß und Lokalisation der Koronarstenosen (prognostischer Aspekt).
  - Angezeigt bei:
    1. Linker Hauptstammstenose (Stenosegrad über 50%).
    2. Symptomatischer Mehrgefäßerkrankung (insbesondere bei reduzierter Ventrikelfunktion).
    3. Schwerer, medikamentös nicht ausreichend beeinflußbarer Angina-pectoris-Symptomatik bei Ein- und Zweigefäßerkrankung, wenn eine PTCA nicht durchführbar ist.

- Voraussetzungen:
  1. Quantifizierung und Objektivierung der Koronarinsuffizienz (Belastungs-EKG, Myokardszintigramm).
  2. Koronarangiographischer Befund mit bypassfähigem Gefäßstatus.
  3. Berücksichtigung von Alter, Geschlecht, Allgemeinzustand und Begleiterkrankungen.
- Resultate:
  1. Besserung der Angina pectoris bei etwa 90% der Patienten.
  2. Erhöhte Arbeitstoleranz und häufig berufliche Wiedereingliederung.
  3. 80% der Bypasses nach einem Jahr noch offen, in den folgenden Jahren Verschlußrate von etwa 2% pro Jahr.
- Risiko der Bypass-Operation bei stabiler Angina pectoris und elektiver Operation: 1–2% Letalität, 5–10% perioperative Infarkte.
  Weitere Komplikationen: Nachblutungen, Herzbeuteltamponaden, Herzrhythmusstörungen, respiratorische und zerebrale Probleme.
- Spezielle Operationstechniken: Endarteriektomie, Arteria-mammaria-interna-Bypass, Jump-graft-Anlage; bei gleichzeitiger Aneurysmektomie deutlich höhere Letalität (8–10%).

Prognose

- Die Prognose bei koronarer Herzkrankheit kann anhand von klinischen Parametern, besser aber aufgrund invasiv erhobener Befunde evaluiert werden.
- Klinische Befunde, die die Prognose bei KHK beeinflussen:
  - Schweregrad der Angina pectoris.
  - Kompensations- bzw. Dekompensationsgrad des Herzens (Herzgröße).
  - Nachweis komplexer Herzrhythmusstörungen (wesentlich nach Myokardinfarkt).
- Angiographische und ventrikulographische Befunde:
  - Gefäßbefall:
    1. Eingefäßerkrankung: 5-Jahres-Überlebensrate über 90% bei konservativer Therapie.
    2. Zweigefäßerkrankung: 5-Jahres-Überlebensrate 80–90% bei konservativer Therapie.
    3. Mehrgefäßerkrankung: 5-Jahres-Überlebensrate um 70% bei konservativer Therapie.
    4. Linke Hauptstammstenose: 5-Jahres-Überlebensrate um 50% bei konservativer Therapie.

Es zeigt sich also eine deutliche Verschlechterung der Prognose bei Befall des linken Hauptstammes und bei Mehrgefäßerkrankungen.

– Ventrikelfunktion: Bei normalem Ventrikulogramm (Ejektionsfraktion über 60%) ergibt sich eine deutlich bessere Prognose als bei eingeschränkter Ventrikelfunktion, insbesondere bei Mehrgefäßerkrankung; diese Patienten profitieren deshalb meist von einer Bypass-Operation. Bei linker Hauptstammstenose ist die Prognose unabhängig von der Ventrikelfunktion schlecht.

– Progression der Koronarsklerose: Eine Mehrgefäßerkrankung mit multilokulärem Gefäßbefall weist in der Regel eine schnelle Progression des Befundes auf; bei unilokulärem Befall wird oft nur eine langsame Progression der koronaren Veränderungen beobachtet.

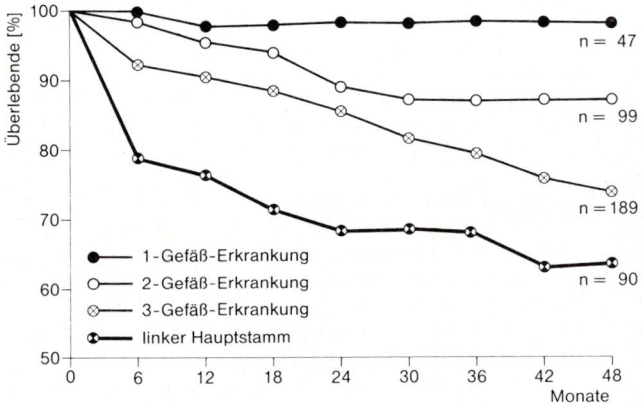

Abb. 18   Überlebenskurve von konservativ behandelten Ein-, Zwei- und Dreigefäßkranken und solchen mit linker Hauptstammstenose (Read u. Mitarb.).

Definition

- Koronarinsuffizienz durch Erkrankung der kleinen Koronararterien (Durchmesser unter 200 µm): small-vessel-disease.
  Typische Angina-pectoris-Anamnese bei angiographisch normalen Kranzarterien (Syndrom X).

Pathogenese

- Vaskuläre Ursachen:
  - Arterielle Hypertonie (hypertensive Mikroangiopathie).
  - Diabetes mellitus (diabetische Mikroangiopathie).
  - Systemerkrankungen (Lupus erythematodes, Sklerodermie, Dermatomyositis, Periarteriitis nodosa).
- Rheologische Ursachen:
  - Paraproteinämien (Morbus Waldenström, Plasmozytom).
  - Polyglobulien.
  - Hyperproteinämien.
- Metabolische Ursachen:
  - CO-Intoxikation.
  - Methämoglobinämien.

Klinik/Diagnose

- Klinischer Befund unauffällig, Herzgröße normal.
- Belastungs-EKG: In 20–30% positiver Befund mit Kammerendteilveränderungen (ST-Senkungen, T-Negativierung).
- Rechtsherz-Einschwemmkatheter: unter Belastung meist pathologischer Anstieg des linksventrikulären Füllungsdruckes; Herzminutenvolumen kann adäquat gesteigert werden.
- Koronardurchblutung in Ruhe normal; Koronarreserve regelhaft erheblich eingeschränkt; unter Belastung myokardiale Lactatproduktion.

Therapie/Prognose

- Besserung der Angina pectoris durch symptomatische Therapie mit Nitraten, Betablockern, Calciumantagonisten.
- Prognose quoad vitam in der Regel gut, abhängig vom Grundleiden.

Herzinfarkt

Definition

- Akuter Verschluß eines Koronargefäßes mit nachfolgender Nekrose des versorgten Myokardbezirkes.
  - Ausgedehnt transmural über die gesamte Wanddicke von Endo- bis Epikard oder
  - nicht transmural, im wesentlichen subendokardiale Anteile betreffend (rudimentär, Mikroinfarkt).

Pathogenese

- Grundlage ist meist eine arteriosklerotische Koronarveränderung mit eng umschriebenen oder ausgedehnten kurz- oder längerstrekkigen Gefäßstenosen, die ein, zwei oder drei Gefäßsysteme betreffen (RCA, RCx, RIVA).
- Ursachen:
  - Wohl am häufigsten thrombotischer Verschluß einer präformierten Stenose (evtl. in Verbindung mit Intimaeinriß und Gewebsthrombokinasefreisetzung sowie konsekutiver lokaler Gerinnung).
  - Seltener seröse oder hämorrhagische Quellung eines Plaques, z. B. durch Wanddissektion.
  - Extrem selten – aber koronarangiographisch nicht zu leugnen – akuter Verschluß mit nachfolgender Nekrose ohne präformierte Gefäßveränderungen (Spasmus, Sekundärthrombose durch Stase, Embolie, Entzündung oder Trauma).
- Verschlußzeit ohne irreversible Myokardveränderungen: Höchstens 20–30 min, abhängig vom Basisstoffwechsel, anaerobem Stoffwechsel, Kollateralversorgung und der Muscularis-media-Reaktion der Gefäßwand um den Verschluß.
- Vor allem die gegenüber rechts überwiegende Muskelmasse des linken Ventrikels betroffen (an Vorder-, Seiten- oder Hinterwand mit oder ohne Septumbeteiligung), selten Einbeziehung des rechten Ventrikels.

Klinik

- Prodromi: Ein Teil der Patienten konsultiert in den Tagen vorher einen Arzt wegen der Verschlechterung einer vorher schon bestehenden stabilen Angina pectoris: Schmerzen sind stärker, länger andauernd, auch in Ruhe, mit wechselnder Lokalisation, betreffen eine größere Körperregion; allgemeine Müdigkeit, Leistungsknick.
- Akuter Brustschmerz (weitaus am häufigsten mit über 75%):
  - Retrosternal und/oder linksthorakal.
  - Mit oder ohne Ausstrahlung in den linken Arm (Schulter).
  - Seltener: rechter Arm, epigastrisch-abdominell, Hals-Unterkiefer.
  - Anhaltend (über 30 min, aber auch kürzer).
  - Nitrateffekt meist unzureichend, trotz Ruhe.
- Akutes Vernichtungsgefühl mit Todesangst.
- Zusätzliche Symptomatik:
  - Hypotonie (Kreislaufdepression).
  - Atemnot (Linksherzinsuffizienz).
  - Erbrechen, Übelkeit, Schweißausbruch, Blässe als vegetative Symptomatik.
- Ausnahme: Sogenannter klinisch „stummer Infarkt" (ca. 25% der Fälle, besonders bei älteren Patienten, häufiger beim Diabetiker).
- Beschwerden verschwinden auch unbehandelt meist nach 24 Stunden (anamnestisch bleibt dann in Erinnerung: kurzzeitiges Unwohlsein, Luftnot oder Druck in der Brust).

Diagnose I

- Da die akute Symptomatik meist außerhalb der Klinik auftritt, ist eine kurze Befragung notwendig.
- Anamnese:
  - Schmerzen sind u. U. nach physischer oder psychischer Belastungssituation aufgetreten.
  - Anhaltende oben beschriebene Symptomatik oder inzwischen vorübergegangene oder leicht gebesserte vegetative Symptomatik.

  Beachte: Trotz Besserung hochverdächtige und überwachungsbedürftige Symptomatik.

- Klinischer Aspekt: ängstlich-gespannt (u. U. somnolent), blasse, kühle Haut, evtl. Galopprhythmus durch Linksherzinsuffizienz (s. Abb. 4), erhöhter oder erniedrigter Blutdruck.

Beachte: Es gibt keinen typischen pathologischen klinischen Untersuchungsbefund.

Diagnose II

- Infarkt-EKG: Stadieneinteilung (Abb. 19, 20 und Tab. 11).
  - Frühstadium:
    1. Dauer: Minuten bis Stunden, oft nicht erfaßt, es sei denn unter primärer Monitorkontrolle.
    2. Hohe, schmalbasige T-Welle („Erstickungs-T").
    3. Initial nur Kammerendteil betroffen.
  - Akutstadium:
    1. Dauer: Stunden bis Tage.
    2. ST-Streckenhebung, evtl. T-Negativierung.
    3. Nekrosefeld fällt elektrisch aus, Vektor der Erregungsausbreitung zeigt weg von der Nekrose.
    4. In der Randregion zwischen Nekrose und gesundem Gewebe kann ein normales Ruhemembranpotential nicht mehr aufgebaut werden. Dadurch entsteht ein konstanter Verletzungsstrom (auch in Ruhe), der die Nullinie nach unten verlagert (im EKG nicht ablesbar).
    5. Bei Erregung des intakten Myokards sind die Vektoren gegen den Verletzungsstrom gerichtet: QRS und ST werden in Richtung auf die normale Nullinie verschoben (ST-Streckenhebung). Nach der Ventrikelerregung ist der Verletzungsstrom wieder alleine wirksam (die Isoelektrische ist gesenkt).
  - Subakutes Stadium:
    1. Dauer: Tage bis Wochen.
    2. ST-Streckenhebung nimmt ab.
    3. R-Verlust über der direkten Abgriffsstelle der Nekrose in den Brustwandableitungen (QS-Komplex auf Nekrose beschränkt).
    4. Q-Ausbildung und R-Reduktion in den Extremitätenableitungen.
    5. Gleichschenklige T-Negativierung.
  - Chronisches Stadium:
    1. Dauer: Wochen bis Monate.
    2. Q-Ausbildung, R-Zuwachs (unterschiedlich stark, oft bis zur Normalisierung).
    3. T-Welle wird wieder positiv oder bleibt negativ.
    4. Bei bleibender ST-Hebung ohne R-Zuwachs über 2–3 Wochen hinaus besteht der hochgradige Verdacht auf die Ausbildung eines Herzwandaneurysmas.
- Im EKG schwer zu identifizierende Infarkte:
  - Rudimentärer oder Mikroherzinfarkt (klein, begrenzt, nicht transmural).
  - Septuminfarkt, strikt posteriorer Infarkt, frischer Herzinfarkt im frühesten Stadium.

● Die EKG-Diagnostik ist erschwert und u. U. erst im Verlauf zu sehen durch Formveränderungen der Repolarisation bei folgenden EKG-Veränderungen:
  – Ventrikelhypertrophie.
  – WPW-Syndrom.
  – Schenkelblockbilder (besonders Linksschenkelblock).
  – Infarktnarbe.

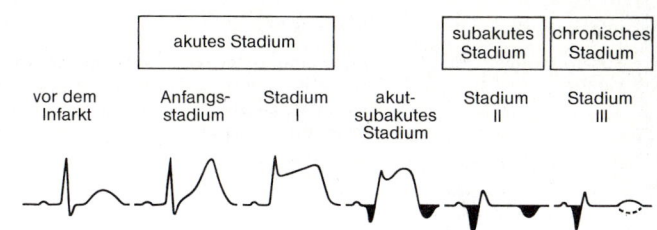

Abb. 19   Schematische Darstellung der EKG-Stadien des Myokardinfarktes.

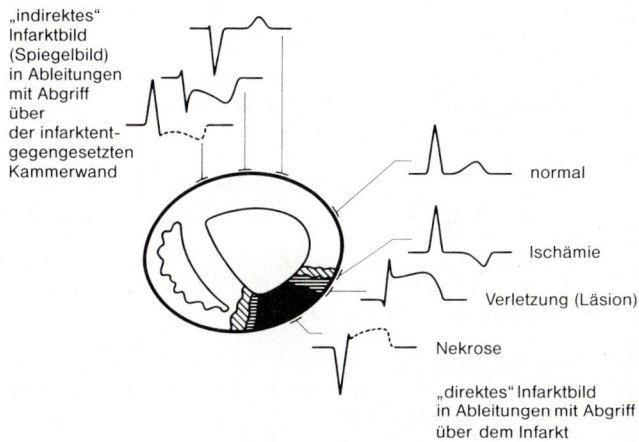

Abb. 20   Anatomische Zuordnung der Ableitungspunkte über dem infarzierten Herzen (nach Heinecker).

Tabelle 11 Lokalisationsbestimmung beim Infarkt-EKG

Vorderwand – Septum:	$V_{2,3}$ (Potentialübergang), evtl. in I, II, aVL
Vorderwand – apikal:	$V_{4,5}$, evtl. auch in I, II, aVL
Vorderwand – ausgedehnt:	V_{2-5}, evtl. auch in I, II, aVL
Lateral:	$V_{(5)-6-8}$, evtl. auch in I, II, aVL
Inferior (diaphragmale Hinterwand):	II, III, aVF; Nehb D
Inferolateral:	II, III, aVF; $V_{(5)-6-8}$
Posterior (freie Hinterwand):	keine direkten Infarktzeichen sichtbar; akut: ST-Senkung in $V_{2,3}$; chronische: R-Überhöhung in V_2 (entspricht spiegelbildlichem Q der freien Hinterwand)
Rechtsseitig:	$V_{1,2}-V_{3r-5r}$

● Sonderformen:
  – Nicht transmural (häufig fehlender QRS-Umbau).
  – Innenschichtinfarkt (laborchemischer Nekrosenachweis bei schweren Koronarinsuffizienzzeichen: ST-Streckensenkung oder gleichschenklige T-Negativierung über der gesamten Vorderwand).
  – Protrahierter Herzinfarkt (fehlender Enzymanstieg trotz infarkttypischem, aber verzögertem EKG-Verlauf).
  – Reinfarkt (nach früherem Infarkt in gleicher oder anderer Lokalisation).
  – Zweitinfarkt (zweiter Schub im akuten Herzinfarkt mit erneutem Schmerzereignis und CPK-Anstieg; häufig auch als Reinfarkt bezeichnet).
  – Präinfarktsyndrom = instabile (d. h. belastungsunabhängige) Angina pectoris; zeigt fließende Übergänge zum nicht transmuralen und zum Innenschichtinfarkt.

  Beachte: Diese Infarktformen sind häufig Vorboten eines großen Myokardinfarktes und daher ist eine Koronarangiographie schnellstens anzustreben.

Diagnose III

- Laborbefunde:
  - Unspezifisch: häufig und früh in der 1.–3. Stunde Leukozytose; Blutzuckererhöhung; später BSG-Beschleunigung.
  - Spezifischer: <u>Myoglobin (ab</u> 2.–4. Stunde); CPK-Erhöhung ab 4. Stunde mit einem Maximum nach 1–2 Tagen (normal unter 80 U/l); <u>SGOT (</u>vom 2. Tag an höher als SGPT).
  - Beweisend: CK-MB (Isoenzym) erreicht das Maximum vor der CPK nach 12–18 Stunden; muß mehr als 6% der Gesamt-CPK betragen (mindestens 10 U/l).
  - Spätnachweis: Alpha-HBDH (Isoenzym der LDH), Maximum am 3.–5. Tag (normal unter 140 U/l); <u>Gesamt-LDH (</u>darf nur durch Isoenzym erhöht sein; Abb. 21).

Beachte: Auch bei kurzfristig registriertem normalem EKG ist folgender Patient unbedingt überwachungsbedürftig:
- Anamnestisch innerhalb der letzten 4 Stunden kurze Episode von Schwindel, Luftnot, Schweißausbruch und/oder Herzschmerz in Verbindung mit einer Leukozytose über 9000/mm^3, die nicht anders zu erklären ist.
- Erst wenn nach mindestens 4 Stunden das EKG und die CPK normal bleiben, kann ein akuter Myokardinfarkt als ausgeschlossen gelten.

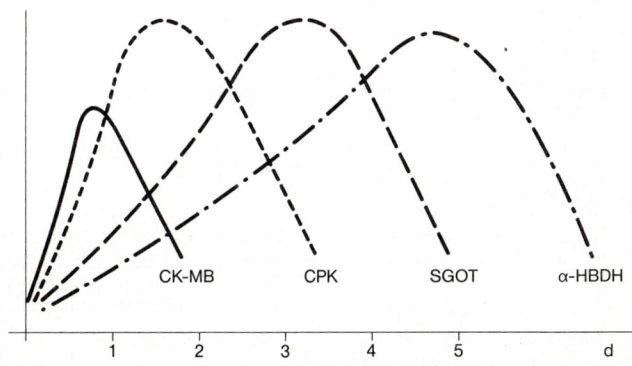

Abb. 21 Verlaufskurven der infarkttypischen Enzyme.

Differentialdiagnose

Tabelle 12 Differentialdiagnose der klinischen Infarktsymptomatik

Schwere Angina pectoris, instabile Angina pectoris	Präinfarktsyndrom mit Repolarisationsstörungen im EKG
Prinzmetal-Angina	EKG: Bild eines akuten Herzinfarktes mit Normalisierung nach 1–2 Stunden ohne folgende CPK-Erhöhung
Akute Perikarditis	Auskultation
Akute Myokarditis	T-Negativierung, Herzrhythmusstörungen, Dekompensationszeichen
Lungenarterienembolie	EKG, arterielle Blutgasanalyse, Pulmonalisangiographie, Lungenszintigramm
Dissezierendes Aortenaneurysma	Schwerster intrathorakaler Schmerz („etwas zerreißt"), Röntgenthorax, CT-Thorax
Spontanpneumothorax	Auskultation, Perkussion, Röntgenthorax
Pleuritis (Pleuropneumonie)	Atemabhängige Schmerzen, Auskultation, Röntgenthorax
Abdominelle Erkrankungen	Perforiertes Magenulkus, Gallenkolik, Nierenkolik, Pankreatitis u. a.
Wirbelsäulensyndrom	Druck- und Klopfschmerz über der Wirbelsäule, lage- und bewegungsabhängiger Schmerz

Tabelle 13 Differentialdiagnose des Herzinfarktes bei EKG-Veränderungen

Perimyokarditis	ST-Hebung (aus S heraus), T-Negativierung
Herzwandaneurysma	ST-Hebung
Lungenarterienembolie	Rechtsherzbelastungszeichen: Rechtsdrehung der elektrischen Herzachse, S_I-Q_{III}-Typ, T-Negativierung in III und $V_{1,2}$; inkompletter Rechtsschenkelblock
Aortenklappenerkrankungen, Cor hypertonicum, nach längerer Reanimation, kardiogener oder Blutungsschock, Subarachnoidalblutung, nach Herz- oder Schrittmacheroperation bzw. -implantation, Trichterbrust, Systemerkrankungen	Oft T-Negativierung
Hyperkaliämie, Vagotonie	T-Überhöhung

- CPK-Erhöhung bei normaler CK-MB:
  - i. m. Spritze!, Trauma, Hämatom, OP.
  - Schock.
  - Intoxikationen (Schlafmittel, Alkohol, CO u. a.).
  - Primäre Muskelerkrankungen.
  - Hypothyreose.
  - Apoplektischer Insult, arterielle Embolie.
  - Intensive muskuläre Aktivität, Muskelkrämpfe, Anfallsleiden.
- CK-MB-Erhöhung:
  - Extrakardial: Myositis, verschiedene Karzinome, destruierende abdominelle Prozesse.
  - Kardial: Myokarditis (Peri-, Endomyokarditis), kardiogener Schock, Herzoperationen, chronische Herzinsuffizienz, Klappendefekte.
- Verhältnis von LDH zu Alpha-HBDH:
  - Kleiner als 1,3: Herzinfarkt, Hämolyse.
  - Größer als 1,3: Lungenarterienembolie, andere Thromboembolien, Infektionen, Malignome.
  - Über 1,6: Lebererkrankungen.

Komplikationen

- AV-Leitungsblockierungen:
  - Ausdruck einer Septumbeteiligung.
  - Bei inferiorem Myokardinfarkt häufig, ödembedingt und gut rückbildungsfähig;
    Therapie: passagere Schrittmachersonde (erst ab AV-Block II. Grades, Typ 2).
  - Bei anteriorem Myokardinfarkt seltener; oft nekrosebedingt und schlecht rückbildungsfähig;
    Therapie: schon bei AV-Block II. Grades Typ 1 passagerer Schrittmacher wegen akut drohenden AV-Blocks III. Grades.
  - AV-Block III. Grades, meist erst im Verlauf des Myokardinfarktes mit individuell unterschiedlichem bradykardem Ersatzrhythmus.
    Therapie: Schrittmacher bei symptomatischer Bradykardie (zerebrovaskuläre oder kardiale Insuffizienz) oder bei Notwendigkeit einer weiter bradykardisierenden Therapie (Antiarrhythmika, Digitalis, Betablocker, Calciumantagonisten außer Nifedipin u. a.).
- Selten akut primär bradykarde Herzrhythmusstörungen:
  - SA-Block.
  - Sinusarrest.
  - Asystolie.

- Extrasystolische Herzrhythmusstörungen:
  - Supraventrikuläre Extrasystolen oder Tachykardien.
  - Tachykarde Vorhofflimmerarrhythmie.
  - Ventrikuläre Extrasystolen, bei über 80% aller Infarktpatienten in den ersten Stunden. Behandlungsbedürftig bei mehr als 5 VES/min oder polytopen ventrikulären Extrasystolen oder Couplets, Salven, R-auf-T-Phänomen, wegen der hohen Inzidenz von Kammerflimmern in der akuten Ischämiephase (40% der Patienten sterben einen „Sekundenherztod" bei akutem Infarkt, falls keine Intervention erfolgt).

  Beachte: Bei jedem akuten Myokardinfarkt – selbst bei Verdacht – unbedingt Transport unter ärztlicher Begleitung, EKG-Monitoring, evtl. Antiarrhythmikatherapie, auch als Prophylaxe beim belastenden längeren Transport (s. S. 112).

- Herzinsuffizienz:
  - Symptomatik: Luftnot, fein- bis mittelblasige Rasselgeräusche, Galopprhythmus; hilfreiche Untersuchungsmethoden: Blutgasanalyse, Röntgenthorax, zentraler Venendruck.
  - Lungenödem: zunehmende Symptomatik mit schwerster Ruhedyspnoe (Orthopnoe), abhängig von der Ausdehnung des akut infarzierten Gebietes sowie vom Zustand des Restmyokards (Gesamtmasse, Vorinfarkt, Restischämie).
  - Kardiogener Schock: schwerste Form des Pumpversagens vorwiegend des linken Ventrikels, konsekutiv auch des rechten; Symptomatik bedingt durch O_2-Minderversorgung peripherer Organe; Schockzeichen mit Tachykardie (präfinal Bradykardie), Hypotonie (extrem kleine Blutdruckamplitude), Oligoanurie, kalt-zyanotisch blasse Haut = Zentralisation.
  - Andere Schockformen, an die differentialdiagnostisch zu denken ist:
    1. Hypovolämie mit niedrigem ZVD.
    2. Blutung (Abfall von Hb und Hk, niedriger ZVD).
    3. Senkung des Herzminutenvolumens durch Tachykardie oder Bradykardie.
    4. Herzbeutelerguß (Tamponade).
    5. Medikamentös bedingt (negativ inotrope Substanzen wie Betablocker und Antiarrhythmika).

- Seltene Komplikationen:
  - Papillarmuskeldysfunktion oder -abriß mit akuter therapieresistenter Mitralinsuffizienz (Holosystolikum über der Herzspitze); Indikation für akuten Klappenersatz.
  - Septumperforation mit akuter Herzinsuffizienz bis zum Lungenödem oder Schock (Geräusch schärfer als bei Mitralinsuffizienz).

– Herzwandruptur mit akuter Schocksymptomatik; letal mit erhaltener elektrischer Funktion im EKG und Pulslosigkeit.
– Infarktperikarditis: meist am 2.–3. Tag des akuten Infarktgeschehens; häufiger bei ausgedehntem Vorderwandinfarkt mit einer Symptomatik, die für 1–2 Tage anhält; hierbei erneuter Herzschmerz und perikarditisches Reibegeräusch durch meist fibrinöse epikardiale Reaktion; nur selten Erguß nachweisbar; Häufigkeit: 10–20%.
– Thromboembolie:
  1. Meist bei peripheren Thromben der großen Beinvenen durch Immobilisation mit der Gefahr der Lungenarterienembolie.
  2. Evtl. auch endokardiale Thrombenbildung bei ausgedehnten transmuralen Myokardinfarkten mit der Gefahr peripherer arterieller Embolien.
– Postinfarktsyndrom (= „Dressler-Syndrom"): selten; Autoimmunprozeß gegen nekrotisches Herzmuskelgewebe mit Fieberanstieg nach ca. 4–6 Wochen, mit überwiegend exsudativer Perikarditis und Pleuritis sowie entsprechenden Ergüssen, mit BSG-Beschleunigung und positivem Nachweis von Myokardantikörpern.
– Herzwandaneurysma: bei monophasischer ST-Elevation über mehr als 3 Wochen mit der Gefahr einer späteren Herzinsuffizienzentwicklung und peripherer Embolien; oft mit schwer therapierbaren Herzrhythmusstörungen und Neigung zu ventrikulären Tachykardien; in der Echokardiographie und in der Ventrikulographie zeigt sich eine paradoxe systolische Auswärtsbewegung; Indikation zur Aneurysmektomie bei therapierefraktärer Herzinsuffizienz, bei rezidivierenden arteriellen Embolien trotz Antikoagulation, bei rezidivierenden therapierefraktären ventrikulären Tachykardien.
● Differentialdiagnose bei erneuter Schmerzsymptomatik während des Infarktverlaufes:
  – Fortschreiten des ursprünglichen Infarktes.
  – Andere Ischämien bei Mehrgefäßerkrankungen.
  – Perikarditis.
  – Extrakardiale Ursachen (HWS-BWS-Syndrom, Ulcus duodeni, Gastritis, Pankreatitis u. a.).

Präklinische Akuttherapie

● Entscheidend für das Überleben des Patienten (bis zu 40% Letalität in den ersten, meist vorstationären Stunden).
● Erstmaßnahmen:
  – Lagerung: nur flach bei vasovagaler Hypotonie, ansonsten grundsätzlich Oberkörper angehoben; evtl. Beine nach unten (z. B. sitzend), besonders bei Luftnot sowie im kardiogenen Schock.

- Beruhigung: verbale und medikamentöse Sedierung (z. B. 5 mg Valium langsam i. v.).
- Nitroglycerin: bei anhaltendem Schmerz oder Luftnot 2 Hübe Nitrospray oder 1 Kapsel sublingual alle 5 min, solange RR systolisch über 100 mm Hg.
- Schmerzbekämpfung: z. B. 1 Ampulle Temgesic i. v. (geringere Atemdepression als Morphin) und 1 Ampulle Paspertin, da häufig Übelkeit als Nebenwirkung.
- Sauerstoffgabe wenn möglich.
- Antiarrhythmische Therapie, unter EKG- und Monitorkontrolle:
  1. Bei bradykarden Herzrhythmusstörungen unter 60/min 1 Ampulle Atropin i. v. (evtl. Wiederholung). Falls kein Effekt bei extremer Bradykardie unter 30/min: Alupent 0,5 mg (einzige Indikation für Alupent, da Neigung zu Extrasystolen); sonst Suprarenin oder passagere Schrittmachersonde.
  2. Bei Asystolie: 1 Ampulle Suprarenin (evtl. Wiederholung, s. Reanimation).
  3. Bei tachykarder Vorhofflimmerarrhythmie: 5 mg Isoptin i. v. und 0,6 mg Novodigal i. v.
  4. Bei supraventrikulärer Tachykardie: 5 mg Isoptin i. v. (evtl. Wiederholung).
  5. Bei supraventrikulären Extrasystolen: abwarten.
  6. Bei ventrikulären Extrasystolen und Kammertachykardie: 100 mg Lidocain i. v. (Wiederholung nach 10–15 min); für Transport des Infarktpatienten Dauertropfinfusion (DTI) mit 2–3 mg/min.

  Beachte: Vorsicht bei Bradykardie und Leitungsblock!

  7. U. U. Lidocain DTI prophylaktisch bei längerem Transport wegen hoher Inzidenz an akutem Kammerflimmern während der ersten Stunden, evtl. auch ohne Warnarrhythmien.
- Bei Lungenödem: aufrecht setzen, Beine herabhängen, Sauerstoffgabe, Nitroglycerin, 1 Ampulle Lasix i. v., bei Spastik (Asthma cardiale) 200 mg Prednisolon i. v., evtl. Intubation und Beatmung.

Beachte: keine i. m. Spritzen, ärztliche Begleitung (Transport mit Notarztwagen anstreben), Monitor bzw. Pulskontrolle! Die Erstmaßnahmen und die Reanimation erfolgen oft schon im häuslichen Bereich durch Angehörige, andere Laien, den Hausarzt, den Bereitschaftsarzt. Sie werden fortgeführt von Rettungssanitätern und danach von der Notarztwagenbesatzung evtl. um die thrombolytische Therapie vor Ort erweitert.

- Reanimation:
  - Bei akuter Pulslosigkeit, Bewußtlosigkeit und zerebralem Krampfanfall ist ein Kammerflimmern wahrscheinlich:
    1. Präkordialer Faustschlag (2mal), kurzfristige Pulskontrolle (A. carotis oder A. femoralis).
    2. Falls kein Puls tastbar: Herzmassage zur Aufrechterhaltung eines minimalen intrathorakalen Druckes bis zur möglichen EKG-Kontrolle und Defibrillation (beginnend mit 100–150 Joule, dann erst 200–300 Joule und Suprarenin i. v. oder in den Tubus).
    3. Gleichzeitig übliche Reanimationsmaßnahmen, abhängig von örtlichen Gegebenheiten:
       - Minimum: Herzmassage mit 60/min ohne Pause + Atemspende im Verhältnis 5:1 (2-Helfer-Methode).
       - Bei Mund-zu-Mund- oder Maskenbeatmung auf Thoraxhebung als Erfolgskriterium achten!
       - Intubation und Beutelbeatmung mit oder ohne Sauerstoff.
       - Venöser Zugang (falls möglich zentralvenös, z. B. über V. subclavia, da diese immer gefüllt ist).
       - Medikation: Lidocain: 2 × 100 mg im Bolus (Wiederholung nach jeweils 5 min).
         Natriumbicarbonat: Bolus möglichst nicht über 1 mval/kg Körpergewicht (Wiederholung höchstens in 5–10 min Abstand).
         Suprarenin: 1 Ampulle (= 1 mg) i. v.; evtl. Wiederholung, falls erste Defibrillation ohne Erfolg und bei Asystolie; bei intratrachealer Gabe u. U. zwei- bis dreifach höhere Dosierung (mit NaCl verdünnt).

- Thrombolytische Frühtherapie: _Thrombolyse_
  - Indikation: akutes Schmerzereignis vor weniger als 2–3 Stunden (Optimum unter 60 min) sowie eindeutige Infarktzeichen im EKG; unter diesen Voraussetzungen ist ein positiver geweberettender Effekt zu erwarten durch die intravenöse hochdosierte Kurzlyse mit folgenden Medikamenten:
    1. Urokinase: 2 Mio. E als Bolus (Vorteil: keine allergischen Reaktionen).
    2. Streptokinase: 1–1,5 Mio. E in 30 min (+ 50 mg Prednisolon).
    3. APSAC (anisoylierter Plasminogen-Streptokinase-Aktivator-Komplex) 30 E über 5 min i. v. Bolusinjektion.
    4. rt-PA: gentechnologisch hergestellter Gewebe-Plasminogenaktivator; 70–100 mg (10 mg als Bolus und 40–80 mg/h als DTI; endgültige Dosisfindung noch nicht abgeschlossen); Vorteil: keine Antigenität, thrombusspezifisch.
  - Bei Erfolg frühzeitige invasive Diagnostik mit Koronarangiographie zur Festlegung des weiteren therapeutischen Vorgehens (PTCA, OP, konservativ).

- Akute intrakoronare Intervention:
  - Der optimale Zeitpunkt von invasiver Diagnostik und Therapie läßt sich z. Zt. noch nicht sicher festlegen.
  - Den Risiken der Akutintervention (bei PTCA innerhalb der ersten 3 Stunden nach Schmerzbeginn) stehen die frühen Rethrombosierungen nach primär erfolgreicher Lyse gegenüber.
- Zusammenfassung der Erstmaßnahmen bei Verdacht auf akuten Herzinfarkt:
  - Transport auf eine Intensivstation möglichst unter folgenden Bedingungen:
    1. Ärztliche Begleitung.
    2. Ausreichende Nitroglycerinverabreichung.
    3. O_2-Gabe.
    4. Sedierung.
    5. Analgesie.
    6. EKG-Monitorkontrolle.
    7. Venöser Zugang.
    8. Antiarrhythmikatherapie, wenn nötig.
    9. Reanimationsbereitschaft (Möglichkeit zur Defibrillation und Intubation).
  - Schnelle Entscheidungssuche, ob evtl. noch innerhalb einer Frist von 2–3 Stunden vor Ort oder stationär mittels einer thrombolytischen Therapie Myokard vor dem Untergang zu retten ist bzw. ob sogar durch günstige örtliche Gegebenheiten innerhalb der 2- bis 3-Stunden-Frist in einem kardiologischen Zentrum eine invasive Gefäßwiedereröffnung erreicht werden kann (s. S. 245 f).

Tabelle 14 Allgemeine Kontraindikationen für Lysetherapie (bei Kurzlyse weniger streng als bei Dauerlyse)

Nierensteine
Ulcera ventriculi et duodeni
Alter über 75–80 Jahre
Operation oder Trauma in den vorangegangenen 1–2 Wochen
I.m. Spritze in den vorangegangenen 3 Tagen
Apoplektischer Insult in den vorangegangenen 6 Monaten
Malignom
Exzessiver Hypertonus
Unklarer akuter Kopfschmerz und Sehstörungen
Vorangegangene Reanimation mit Verdacht auf Rippenfrakturen
Vorangegangene komplizierte Punktion der V. subclavia oder V. jugularis
Arterielle Fehlpunktion an schlecht komprimierbaren Stellen
Hämorrhagische Diathese
Augenhintergrundblutungen

Stationäre Intensivtherapie

- Fortführung bzw. Einleitung der o. g. therapeutischen Maßnahmen:
  - Weiterhin ausreichende Schmerzbekämpfung und Sedierung.
  - EKG-Schreibung in mindestens 12 Ableitungen (evtl. gezielt andere Ableitungen), EKG-Monitoring.
  - Gezielte O_2-Therapie nach BGA-Bestimmung (z. B. 2–3 l O_2 über Nasensonde).
  - Zentralvenöser Katheter mit Lagekontrolle und ZVD-Messung als guter Anhalt für Flüssigkeitsbestand bzw. beginnende kardiale Rechtsdekompensation; außerdem Zugang für Blutentnahmen und Gabe von Infusionslösungen.
  - Bei geringstem Anhalt für kardiale Dekompensation oder gar (Prä-)Schock: Rechtsherzeinschwemmkatheter zur Messung von HMV und PCP bzw. enddiastolischem PAP sowie RAP (s. S. 50f).

- Intravenöse Nitroglyceringabe (1–4 mg/h) als Basistherapie zur linksventrikulären Entlastung, zumindest aber bei fortbestehenden Schmerzen und/oder Zeichen für linksventrikuläre Dekompensation.

- Intravenöse Calciumantagonisten u. U. als Basistherapie, zumindest aber gezielt bei Anhalt für fortbestehende Koronarspasmen im Sinne einer instabilen Angina pectoris; Wahl des Präparates (Nifedipin, Diltiazem, Verapamil) abhängig von Frequenz und RR.

- Betablocker: in der Regel kein Basistherapeutikum; zur Kardioprotektion geeignet; indiziert im perakuten Stadium des Infarktes bei hyperadrenerger Zirkulation mit Tachykardie und Blutdruckerhöhung.

Beachte: Tachykardie als Ausdruck einer beginnenden kardialen Dekompensation oder Hypovolämie ist keine Indikation für Beta-Blocker! Einer schmerzbedingten Tachykardie ist durch ausreichende Schmerzbekämpfung und Sedierung zu begegnen.

- Antikoagulation (nur für die Zeit der Immobilisation!):
  - Bei fehlender Kontraindikation: orale Quick-Wert-Einstellung mit Sintrom oder Marcumar auf ca. 20%; nach 2–3 Tagen ausreichende Wirksamkeit zur Thromboembolieprophylaxe.
  - Bei relativer Kontraindikation und direkt nach akuter thrombolytischer Therapie oder PTCA: Vollantikoagulation mit Heparin i. v. (800–1400/h, um eine 3- bis 4fache TZ-Verlängerung als Steuerparameter zu erreichen).

- Bei absoluter Kontraindikation (momentane Blutung u. a.), aber anatomischer Thromboseneigung bei Varikosis: grundsätzlich Antiemboliestrümpfe (möglichst bei allen bettlägerigen Patienten) und evtl. Low-dose-Heparinisierung (z. B. 2–3 × 5000 E s. c. oder 600 E i. v. ohne signifikante Veränderungen der Gerinnung).

● Insulin: Bei Blutzuckerentgleisung (häufige medikamentöse Therapiepflichtigkeit eines subklinischen Diabetes mellitus im Rahmen eines akuten Myokardinfarktes für 2–3 Wochen) erfolgt die Einstellung mit niedrig dosiertem Human-Altinsulin als DTI (z. B. 1–3 E/h) zur optimalen Stoffwechseleinstellung der ischämischen gefährdeten Herzinfarktrandbezirke in der Akutphase.

● Antiarrhythmika:
- Nach Kammerflimmern, aber auch bei gehäuften nicht hypokaliämiebedingten ventrikulären Extrasystolen in der Akutphase: i. v. DTI mit Lidocain in einer Dosierung von 125–200 mg/h (meist effektiv).
- In Einzelfällen bei Ineffektivität anderes Antiarrhythmikaprinzip: z. B. Ajmalin, Flecainid oder als Ultima ratio bei therapeutisch anders auf Dauer nicht unterdrückbarem rezidivierendem Kammerflimmern Amiodaron.
- Einfachstes Antiarrhythmikaprinzip in Einzelfällen: Kalium als i. v. DTI bei Herzrhythmusstörungen und niedrig normalem Kaliumspiegel (5–15 mval Kalium/h).

● Passagere Schrittmacherstimulation:
- Bei AV-Block III. Grades mit symptomatischer Bradykardie oder Kammerasystolie und fehlendem Suprareninerfolg.
- Evtl. bei AV-Block II. Grades, Typ 1 oder 2 (s. S. 109).
- Bei bifaszikulärem Block: RSB + LAH oder LPH; kompletter Schenkelblock und AV-Block I. Grades; Wechsel zwischen RSB und LSB.

● Permanente Schrittmacherstimulation:
- Erst wenn ein hochgradiger AV-Block auch 10–14 Tage nach dem Myokardinfarkt noch anhält (in 80–90% Rückbildung innerhalb dieser Zeit) bzw. wenn ein trifaszikulärer Block bestehenbleibt (s. S. 234).

● Diuretikum: Bei Zeichen der zunehmenden kardialen Dekompensation (Ruhedyspnoe, Rasselgeräusche, Blutgasanalyse, Röntgenthorax) neben Erhöhung der Nitratdosis Gabe von z. B. 20–40 mg Lasix i. v. oder einem anderen Schleifendiuretikum (evtl. niedrig dosierte Dauertropfinfusion von 5 mg/h bei gleichbleibender ZVD-Erhöhung).

- Katecholamine:
  - Bei kardiogenem Schock mit schwerkrankem Aussehen, grau-blasser Haut, Tachypnoe, Blutdruck/Frequenz-Verhältnis kleiner 1, Oligo-Anurie:
    1. Evtl. Intubation und Beatmung.
    2. Dopamin: 200 μg/min (bis 400 μ/min) sowie
    3. Dobutamin: 250 μg/min (bis 1000 μg/min).
- Digitalis nur bei tachykarder Vorhofflimmerarrhythmie.
- Antibiotika:
  - Prophylaxe: keine, auch nicht bei Beatmung; nur bei vorange-gangener sicherer Aspiration (Zweifachkombination + Metro-nidazol).
  - Frühtherapie: bei kardialer Dekompensation mit Stauungszei-chen sowie Temperaturerhöhungen und Leukozytose sowie bei beginnenden infiltrativen Rasselgeräuschen auch vor Erreger-nachweis und sicheren Infiltrationen im Röntgenthorax: Zwei-fachkombination als breite antibiotische Abdeckung (vorher möglichst Blutkulturen und evtl. Sputum entnehmen).
- Ulkusprophylaxe:
  - Bei Ulkusanamnese, bei Magenbeschwerden, bei Beatmung (Streßulkusprophylaxe).
  - Bei thrombolytischer Therapie (tendenziell auch bei voller Anti-koagulation).
  - Z. B. Ranitidin 2 × 1 Ampulle oder Gastrozepin 2–3 × 1 Am-pulle i. v. (bei beatmeten Patienten), zumindest während der intensivmedizinischen Maßnahmen und u. U. oral weiter bis zur Mobilisierung (Zantic zur Nacht).
- Ernährung:
  - Parenteral in den ersten 24 Stunden.
  - Kalorienzufuhr abhängig von der Gesamtkonstitution.
  - Reduktionskost bei Übergewichtigen.

Stationäre Weiterbehandlung

- Krankengymnastik:
  - Von Anfang an Atemübungen zur Pneumonieprophylaxe und passive Bewegungsübungen.
  - Dann zunehmend aktive Bewegung nach CPK-Normalisierung mit täglichem Stufenplan und Kontrolle von Atmung und Kreis-lauf.
  - Nach ca. 3 Wochen volle Belastung mit Treppensteigen.
- Nach Vollmobilisierung: Beendigung der Antikoagulation (Fort-führung nur bei Neigung zu Beinvenenthrombosen mit und ohne Lungenarterienembolie, bei ausgedehntem Herzwandaneurysma, bei stenosierendem Mitralvitium und Vorhofflimmern).

- Digitalisierung nur bei trotz Nitraten, Diuretika und gut eingestelltem Blutdruck zunehmender postinfarzieller Dekompensation.

- Orale Dauermedikation mit Nitraten, Calciumantagonisten und Betablockern bei den genannten Indikationen (s. S. 115).

- Antiarrhythmische Therapie nur bei postinfarziell (d. h. nach der Akutphase) anhaltenden oder neu aufgetretenen Herzrhythmusstörungen.

- Vor Entlassung Kontrolle des Belastungs-EKGs, wenn nötig mit gleichzeitigem Rechtsherzkatheter, um evtl. besser die Belastbarkeit abschätzen zu können (Abb. 22).

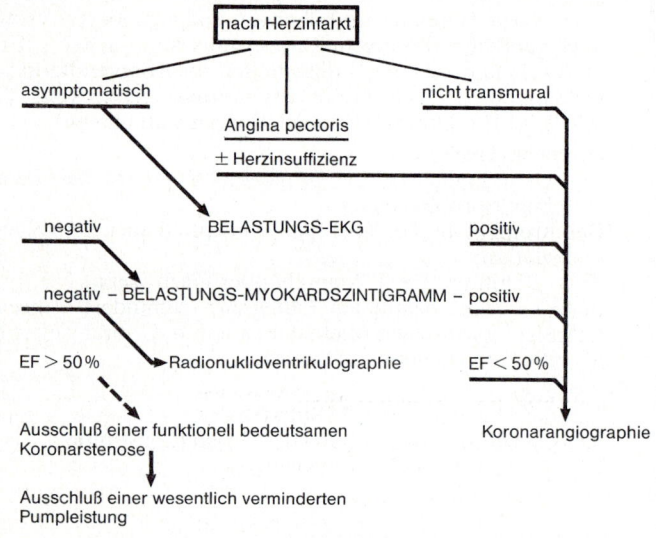

Abb. 22   Diagnostisches Vorgehen nach Herzinfarkt.

- Möglichst bei allen Patienten Koronarangiographie anstreben, um weiteres koronares Risiko besser beurteilen zu können mit folgenden Konsequenzen:
  - Nach effektiver thrombolytischer Therapie und Gefäßwiedereröffnung: PTCA (möglichst gleich nach CPK-Normalisierung) des Infarktgefäßes.
  - Ohne oder nach ineffektiver thrombolytischer Therapie: PTCA oder Bypass-Operation, falls weitere relevante kritische oder symptomatische Stenosen sichtbar werden.
- Orale Thrombozytenaggregationshemmer bei diffuser Arteriosklerose oder nach PTCA (z. B. niedrig dosierte Acetylsalicylsäure 100–250 mg/die).
- Anschlußheilbehandlung: zur seelischen und körperlichen Kräftigung; zum Erlernen eines physiologischen Tagesablaufes mit möglichst viel Bewegung (dabei Kontrollen von Belastbarkeit und Rhythmus durch Telemetrie und Langzeit-EKG); zur intensiven Beratung und Bewußtwerdung von Risikofaktoren.

Langzeittherapie

- Postinfarzielle Therapie:
  - Digitalispflichtigkeit durch Auslaßversuch überprüfen.
  - Antiarrhythmikatherapie nur bei weiterbestehenden malignen Herzrhythmusstörungen (besonders bei subjektiver Symptomatik und nach vorausgegangener Kammertachykardie oder vorherigem Kammerflimmern).
  - Diuretika nur bei postinfarzieller Dekompensation und anderen Indikationen.
  - Nitrate: Bei postinfarziellen Stenokardien oder kardialer Dekompensation.
  - Calciumantagonisten: bei vasospastischer Angina, bei Hypertonie und evtl. auch als Prophylaktikum nützlich.
  - Betablocker: zur Dauerprophylaxe von plötzlichem Kammerflimmern im ersten postinfarziellen Jahr (plötzlicher Rhythmustod in dieser Phase gehäuft, aber ein sicherer prophylaktischer Effekt ist bisher nur tendentiell erkennbar).
  - Thrombozytenaggregationshemmer (50–100 mg Acetylsalicylsäure).
  - Vermeidung von Risikofaktoren:
    1. Gute Einstellung eines Diabetes mellitus.
    2. Gute Blutdruckeinstellung.
    3. Normalisierung der Blutfette.
    4. Normalisierung des Körpergewichtes.
    5. Kein Nikotin, Alkohol nur in Maßen.
    6. Ausreichende körperliche Bewegung, möglichst psychosozialer Streß- und Spannungsabbau (da meist falsche Belastungsverarbeitung im beruflichen und privaten Bereich).

Prognose

- Bei gleicher Verschlußlokalisation ist der eingetretene Infarkt um so ausgedehnter, je jünger der Patient ist (fehlende Kollateralentwicklung); daher bei jüngeren Patienten oft größere Narbe, andererseits u. U. bessere Funktion des Restmyokards.

- Mit Hilfe der Koronarangiographie Bestimmung des weiteren anatomischen Herzinfarktrisikos mit evtl. medikamentösen oder invasiv therapeutischen Konsequenzen (s. Abb. 22).

- Die Prognose hängt entscheidend vom weiteren Fortschreiten der koronaren Herzkrankheit und damit von der Güte der Risikofaktoreneinstellung ab.

- Autofahren: Einschränkung nur bei weitgehend instabilem Zustand, malignen Herzrhythmusstörungen, erheblich eingeschränkter körperlicher Belastbarkeit.

- Allgemein sollte versucht werden, jegliche Form von körperlicher und seelischer Überlastung in Beruf, privat und beim Sport zu vermeiden.

Beachte: Nicht versuchen, mit Höchstleistungen irgend jemandem etwas beweisen zu wollen.
Wichtiger sind Beachtung und Vermeidung der individuell festgelegten Risikofaktoren!

Hinsichtlich der nicht kardiologischen Gesichtspunkte des arteriellen Hypertonus wird auf die entsprechenden Lehrbücher verwiesen (s. auch Checkliste „Gefäßsystem – Hypertonie").

Definition/Einteilung

- Kardiale Organmanifestationen der arteriellen Hypertonie:
  - Myokardhypertrophie (= Myokardfaktor).
  - Mikro- und Makroangiopathie (= Koronarfaktor).
- Unterteilung in 4 Gruppen:
  - Gruppe I: Kompensierte arterielle Hypertonie ohne Koronarstenosen.
  - Gruppe II: Kompensierte arterielle Hypertonie mit Koronarstenosen.
  - Gruppe III: Arterielle Hypertonie mit regionalen Wandbeweglichkeitsstörungen (Hypokinesie, Akinesie, Dyskinesie).
  - Gruppe IV: Arterielle Hypertonie mit kardialer Dekompensation.

Pathogenese

- Die arterielle Hypertonie ist die häufigste Ursache einer pathologischen Druckbelastung des linken Ventrikels und eine der wichtigsten Ursachen der koronaren Herzkrankheit.
- Die Druckbelastung des linken Ventrikels führt zunächst zu einer konzentrischen Hypertrophie des Myokards mit entsprechender Abnahme des enddiastolischen Ventrikelvolumens; die systolische Wandspannung ist somit trotz erhöhtem Druck im linken Ventrikel normal und damit der myokardiale Sauerstoffverbrauch pro Gewichtseinheit zunächst nicht erhöht.
- Bei makroskopisch unauffälligen Koronararterien besteht dennoch schon eine deutlich eingeschränkte Koronarreserve, vor allem durch eine Hypertrophie der Media in den koronaren Widerstandsgefäßen.
- Daraus folgt eine herabgesetzte linksventrikuläre Compliance sowie ein erhöhter enddiastolischer Druck im linken Ventrikel; dabei kann es ohne manifeste Zeichen einer kardialen Dekompensation durch die erhöhten linksventrikulären Füllungsdrücke zur belastungsabhängigen Dyspnoe kommen.
- Im weiteren Krankheitsverlauf dilatiert der linke Ventrikel häufig mit den Zeichen der kardialen Dekompensation; die Ätiologie der Dekompensation ist vielfältig:

- Gleichzeitige koronare Herzkrankheit (am häufigsten).
- Zunehmende Fibrosierung des Myokards mit Abnahme kontraktiler Elemente.
- Energiemangel des Myokards durch Mikro- und Makroangiopathie.
- Verlängerte Sauerstoffdiffusionsstrecke bei Myokardhypertrophie.

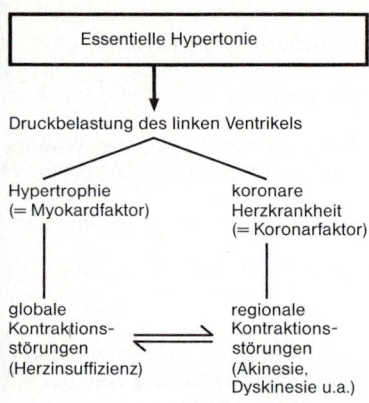

Abb. 23 Kardiale Auswirkungen einer chronischen arteriellen Druckbelastung des linken Ventrikels (nach Strauer).

- Die Dilatation des linken Ventrikels geht einher mit einer Zunahme der linksventrikulären Wandspannung und des Sauerstoffverbrauchs im Myokard.

- Mit dem steigenden enddiastolischen Ventrikelvolumen nimmt die Ejektionsfraktion des linken Ventrikels ab, bis Symptome der kardialen Dekompensation folgen.

- Eine Koronarinsuffizienz ist beim hypertrophierten und dilatierten Hypertonikerherz sehr oft erkennbar und beruht auf verschiedenen Ursachen:
  - Das Myokard hypertrophiert stärker, als das Koronarsystem wächst.
  - Die kleinen intramuralen Arteriolen sind frühzeitig befallen (small vessel disease).
  - Die myokardiale Komponente des Koronarwiderstandes wird durch den zunehmenden intramuralen Druck erhöht.

- Die Koronarreserve (Verhältnis des Koronarwiderstandes unter Ausgangsbedingungen zum Koronarwiderstand unter maximaler Koronardilatation) ist bei kompensierter und dekompensierter hypertensiver Herzkrankheit deutlich herabgesetzt, besonders ausgeprägt bei gleichzeitigem Vorliegen hämodynamisch relevanter Koronarstenosen.
- Da der Sauerstoffverbrauch mit der systolischen Wandspannung korreliert, steigt bei zunehmender Ventrikeldilatation das Ischämierisiko erheblich an.
- Bei ca. 15% aller Hypertoniker entsteht eine unregelmäßige Wandhypertrophie mit nur regional hypertrophiertem Myokard.

Klinik

- Schwindel, Kopfschmerzen.
- Palpitationen.
- Angina pectoris (in über 70% der Fälle).
- Herzrhythmusstörungen.
- Zeichen der Linksherzdekompensation (Dyspnoe) und später auch der Rechtsherzdekompensation (Ödeme, Hepatomegalie, Aszites).

Diagnose

- Blutdruck (RR): über 150/95 mmHg.
- EKG:
  - Zeichen der Linksherzhypertrophie, die meist schon in der Gruppe I der hypertensiven Herzkrankheit nachweisbar sind; z. B. der Sokolow-Lyon-Index ist positiv, d. h. $R_{V5-6} + S_{V1-2}$ über 3,5 mV.
  - Linksdrehung der Herzachse.
  - Häufig linksanteriorer Hemiblock.
  - P-sinistrocardiale, wenn der erhöhte enddiastolische Ventrikeldruck zu einer Vorhofhypertrophie geführt hat.
  - Linkspräkordiale Repolarisationsstörungen (ST-T-Veränderungen, U-Welle).
- Echokardiographie:
  - Septumhypertrophie.
  - Hypertrophie des linken Ventrikels, meist diffus, selten regional.
  - Abschätzung der Muskelmasse und des Ventrikelvolumens.
  - Störungen der Ventrikelkinetik.
  - Vorhofdilatation.

- Röntgen:
  - Normal großes bis leicht vergrößertes Herz (bei konzentrischer Myokardhypertrophie nimmt das enddiastolische Ventrikelvolumen ab); häufig linksbetontes, aortal konfiguriertes Herz.
  - Aortenelongation.
  - Evtl. Linksherzvergrößerung, pulmonale Stauung und Rechtsherzdilatation sichtbar.
- Nuklearmedizinische Verfahren:
  - Linksventrikuläre Muskelmasse.
  - Ventrikelkinetik.
  - Ejektionsfraktion.
- Rechtsherzkatheter mit Belastung:
  - Feststellung einer Compliancestörung des linken Ventrikels (Erhöhung des pulmonalen Kapillardrucks).
- Linksherzkatheter:
  - Ventrikulographie zur Bestimmung von Größe, Kontraktilität und Wanddicke des linken Ventrikels.
  - Koronarangiographie zur Erfassung des Koronarstatus.
  - Messung hämodynamischer Parameter (Herzindex, Schlagindex, Ejektionsfraktion).

Differentialdiagnose

- Aortenklappenstenose.
- Koronare Herzkrankheit.
- Hypertrophische Kardiomyopathien (obstruktiv oder nichtobstruktiv).

Therapie

- Zwei wesentliche Prinzipien bestimmen die Therapie der hypertensiven Herzkrankheit:
  - Eine arterielle Drucksenkung führt zu einer Drucksenkung im linken Ventrikel und zu einer Abnahme der Wandspannung.
  - Positiv inotrope Substanzen führen über eine Zunahme der Ejektionsfraktion zu einem verringerten enddiastolischen Volumen und damit zu einer Herzverkleinerung.
- Bei Dekompensation addieren sich die beiden Prinzipien sinnvoll, während es bei der kompensierten hypertensiven Herzkrankheit darauf ankommt, eine Regression der linksventrikulären Myokardhypertrophie durch die Drucksenkung zu erreichen.
- Therapieziele:
  - Optimale Blutdruckeinstellung.
  - Hypertrophieregression und evtl. Rückbildung der koronaren Folgen; bei bereits eingetretener kardialer Dekompensation ist

ein Rückgang der Hypertrophie jedoch nicht anzustreben, um die zu hohe systolische Wandspannung nicht noch weiter zu steigern.
– Ggf. kardiale Rekompensation.

- Nichtmedikamentöse Therapie:
  – Ggf. Gewichtsreduktion.
  – Kochsalzarme Diät (maximal 5 g/d).
  – Entspannungsverfahren.
  – Invasive Beseitigung einer primären Hochdruckursache (z. B. Nierenarterienstenose, Aortenisthmusstenose u. a.).

- Therapie der asymptomatischen Linksherzhypertrophie:
  – Antihypertensiva, die nicht nur den Blutdruck senken, sondern auch über eine Senkung des Katecholaminspiegels zu einer Regression der Myokardhypertrophie führen (z. B. Clonidin, Nifedipin, ACE-Hemmer).
  – Keine Medikamente, die durch ihre Nebenwirkungen, wie z. B. eine Wasserretention, per se eine Myokardhypertrophie bewirken können.

- Therapie einer kompensierten Linksherzhypertrophie mit Angina pectoris:
  – Substanzen, die sowohl eine Hypertrophieregression bewirken als auch die koronare Perfusion steigern oder den Energieverbrauch des Myokards senken, z. B. Nifedipin.

- Therapie der hypertensiven Herzinsuffizienz:
  – Allgemeinmaßnahmen wie körperliche Schonung und Flüssigkeitsrestriktion.
  – Positiv inotrope Substanzen zur Kontraktilitätssteigerung (Digitalisglykoside).
  – Reduktion des Blutvolumens durch Diuretika.
  – Vasodilatatoren zur Nachlastsenkung und evtl. zur gleichzeitigen Vorlastsenkung.

Tabelle 15 Medikamentöse Therapiemöglichkeiten bei hypertensiver Herzkrankheit

Kompensierte hypertensive Herzkrankheit	Dekompensierte hypertensive Herzkrankheit
Calciumantagonisten oder ACE-Hemmer oder Clonidin	Digitalis/Diuretika und ACE-Hemmer oder Calciumantagonisten
bei Stenokardien: zusätzlich Nitrate	

Prognose

- Ca. 25% aller Todesfälle nach dem 40. Lebensjahr sind ätiologisch mit einer Hypertonie in Verbindung zu bringen.
- Davon sterben 25% an einer Herzinsuffizienz und 20% an einem Myokardinfarkt.
- Durch eine frühzeitige Therapie kann die Inzidenz von Myokardinfarkten deutlich um bis zu 50% gesenkt und die Lebenserwartung erheblich verbessert werden.

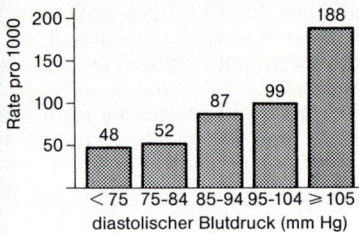

Abb. 24 Häufigkeit von Myokardinfarkten und plötzlichem Herztod pro 1000 Männer im Alter von 30–59 Jahren in einem Zeitraum von 10 Jahren in Abhängigkeit vom diastolischen Blutdruck (nach Stamler u. Epstein).

Definition

- Akute Druckbelastung (Überlastung) des rechten Ventrikels mit Dilatation durch pulmonale Hypertonie (PAP_m über 20 mm Hg) infolge einer akuten pulmonalen Erkrankung (meist vaskulär).

Pathogenese

- Häufigste Ursache ist die Lungenarterienembolie, meist infolge einer Einschwemmung von Thromben, seltener von Luft, Fett, Knochenmark, Tumorzellen u. a.
- Thrombosen in über 80% der Fälle in der unteren Körperhälfte; besonders häufig bei bettlägerigen und älteren Patienten, bei Adipösen, postoperativ, bei Varikosis, bei Venenleiden, bei Gerinnungsstörungen mit Hyperkoagulabilität, bei Herzinsuffizienz, unter Medikamenteneinfluß (Diuretika, Corticosteroide, Ovulationshemmer).
- Abgelöster Thrombus wird meist mehr oder weniger im rechten Ventrikel fragmentiert und verlegt einen Teil der Lungenstrombahn.
- Bei Verlegung von über 60% des Querschnittes der Lungenstrombahn meist fulminante Lungenarterienembolie.
- Anstieg des PAP (systolisch bis 100 mm Hg) sowie des systolischen und diastolischen Druckes im rechten Ventrikel und rechten Vorhof; Anstieg des CVD; PCP meist normal.

Tabelle 16   Ursachen des akuten Cor pulmonale

Akute Lungengefäßobstruktion:
   Thromboembolie
   Fett-, Gas-, Fruchtwasserembolie
Akute Lungengefäßkonstriktion:
   Status asthmaticus
   Fremdkörperaspiration
   Bronchopneumonie
   Pneumothorax

Klinik

- Nur ca. ⅓ der Fälle wird klinisch erkannt.
- Klinik in Abhängigkeit vom Ausmaß der Lungenstrombahnverlegung.

Akutes Cor pulmonale

- Hautblässe, Zyanose, Angstgefühl, Schwindel, Synkopen, Husten, Palpitationen.
- Luftnot:
  - Tachypnoe bei Mikroembolien.
  - Tiefe Atmung oder Schnappatmung bei massiver Lungenarterienembolie.
- Atemabhängiger Pleuraschmerz, thorakale Schmerzen (Nitroglycerin ineffektiv!).
- Hämoptysen.
- Tachykardie, Hypotonie, Schockzustand.
- Zeichen der Rechtsherzinsuffizienz mit Halsvenenstauung und druckdolenter Stauungsleber, ZVD-Erhöhung.
- Stadieneinteilung der Lungenembolie:
  - Stadium I: Beschwerden ohne hämodynamische Auswirkungen, evtl. Tachykardie.
  - Stadium II: Beschwerden, hämodynamische Folgen; Blutgase (Hypoxämie und Hypokapnie) und Szintigramm pathologisch; EKG-Veränderungen.
  - Stadium III: Deutliche hämodynamische Auswirkungen mit Blutdruckabfall.
  - Stadium IV: Kardiogener Schock, evtl. Reanimationssituation.

Diagnose

- Auskultation:
  - Betonter 2. Herzton (Pulmonalklappenton).
  - Diastolischer „Galopprhythmus".
  - Evtl. Systolikum über Trikuspidal- und Pulmonalklappe.
  - Pleurareiben.
- Arterielle Blutgasanalyse:
  - O_2-Sättigung erniedrigt (auch unter O_2-Zufuhr).
  - Hypoxämie (pO_2-Erniedrigung) trotz Hyperventilation mit entsprechender Hypokapnie (pCO_2-Erniedrigung).
- EKG:
  - Veränderungen in 20–35% der Fälle.
  - P-pulmonale.
  - Rechtstyp oder Drehung der Herzachse nach rechts.
  - S_I-Q_{III}-Typ.
  - Rechtsverspätungskurve.
  - Rechtsschenkelblock (komplett, inkomplett).
  - ST-Senkung in I, ST-Hebung in III.
  - T-Negativierung in V_1–V_4.
  - Herzrhythmusstörungen (Sinustachykardie, Vorhofflimmern, ventrikuläre Extrasystolen, AV-Blockierungen).

- Röntgenthorax:
  - Häufig ohne typische Veränderungen.
  - Bei Ausbildung einer Infarktpneumonie „keilförmige" Ver-schattung.
  - Weitere typische Befunde: Pleuraergüsse, Plattenatelektasen, Rechtsherzdilatation.
- Lungenszintigramm:
  - Regionaler Aktivitätsausfall (ähnliches Bild auch bei Erguß, Pneumonie, Emphysem!).
- Rechtsherzkatheter:
  - Druckerhöhung im rechten Ventrikel und in den Lungenarterien bei normalem PCP.
- Pulmonalisangiographie:
  - Entscheidende diagnostische Maßnahme.
  - Zunehmend auch in DSA-Technik.
  - Fehlende Darstellung der verschlossenen Gefäße.
  - Thrombusdarstellung.

Differentialdiagnose

- Akuter Myokardinfarkt (Enzymverlauf).
- Akutes Asthma bronchiale (spastische Rasselgeräusche).
- Chronisches Cor pulmonale ((pCO_2-Erhöhung).
- Pneumonie (Auskultationsbefund, Röntgenthorax).

Therapie

- Allgemeine Therapiemaßnahmen:
  - Bettruhe.
  - Intensivüberwachung.
  - O_2-Insufflation.
  - Sedierung.
  - Analgesie.
  - Evtl. maschinelle Beatmung.
  - Antibiotika bei Infarktpneumonie.
- Stufentherapie der Lungenarterienembolie nach Sicherung der Diagnose:
  - Stadium I: Antikoagulation mit Heparin-Dauerinfusion (1000 IE/h) und Übergang auf Cumarinderivate bei nachgewiesener Emboliequelle.
  - Stadium II: Antikoagulation obligat, Digitalis bei Tachyar-rhythmie.

– Stadium III: Systemische oder lokale (über liegenden Pulmonalisangiographiekatheter) thrombolytische Therapie mit Streptokinase oder Urokinase (z. B. 250000 IE Streptokinase i. v. als Bolus mit anschließender Dauertropfinfusion); Übergang auf volle Antikoagulation; Digitalis.

– Stadium IV: Therapie des kardiogenen Schocks mit Dobutamin, Dopamin und Nitro-Dauertropfinfusion; evtl. Reanimation; thrombolytische Therapie oder Embolektomie.

● Rezidivprophylaxe der Lungenarterienembolie:
  – Dauermedikation mit Cumarinderivaten, solange das erhöhte Thromboserisiko fortbesteht.
  – Behandlung des Grundleidens.
  – Evtl. Vena-cava-Schirm-Implantation.

Prognose

● Frühprognose ist bestimmt vom Ausmaß der Lungenstrombahnverlegung, den hämodynamischen Auswirkungen und der Grunderkrankung; 20% aller Lungenarterienembolien verlaufen tödlich, meist innerhalb der ersten 2 Tage.

● Langzeitprognose ist in erster Linie abhängig von bereits bestehenden kardialen Grunderkrankungen; ca. 75% der Patienten mit Lungenarterienembolie bei präexistenten Herzerkrankungen sterben innerhalb der ersten 3 Jahre nach der Lungenarterienembolie.

Definition

- Chronische Hypertrophie und/oder Dilatation des rechten Ventrikels durch pulmonale Hypertonie (PAP_m über 20 mm Hg) infolge einer chronischen Erkrankung der Lunge, der Lungengefäße oder des Lungengerüstes.

Pathogenese

- Erkrankungen des Lungenparenchyms, die zu einer Abnahme des Gesamtquerschnittes der Lungenstrombahn und zum erhöhten Lungengefäßwiderstand führen (Cor pulmonale parenchymale):
  – Chronische Bronchitis.
  – Asthma bronchiale.
  – Lungenemphysem.
  – Bronchiektasen.
  – Lungenfibrosen.
  – Lungengranulomatosen u. a.
- Krankheiten, die mit einer alveolären Hypoventilation und Hypoxie einhergehen und durch Hypoxie, Hyperkapnie oder Azidose eine pulmonale Vasokonstriktion und konsekutiv eine pulmonale Hypertonie bewirken (Cor pulmonale bei alveolärer Hypoventilation):
  – Pleuraschwarten.
  – Chronische Pleuraergüsse.
  – Pickwick-Syndrom.
  – Thoraxdeformitäten.
  – Neuromuskuläre Erkrankungen.
- Pulmonale Gefäßerkrankungen, die primär zur pulmonalen Hypertonie führen (Cor pulmonale vasculare):
  – Rezidivierende Lungenarterienembolien.
  – Disseminierte Lungenarterienthrombosen.
  – Kollagenosen.
  – Primäre pulmonale Hypertonie nach Appetitzüglern.
  – Amyloidose.
  – Sichelzellanämie.
  – Periphere Pulmonalarterienstenose.
- Die häufigsten Ursachen des chronischen Cor pulmonale (ca. 3% des allgemeinen internistischen Krankengutes) sind die chronische Emphysembronchitis, das Asthma bronchiale und die Tuberkulose.

Chronisches Cor pulmonale

Klinik

- Patienten meist älter als 50 Jahre; Männer ca. fünfmal häufiger betroffen als Frauen.
- Dyspnoe: obligat, unabhängig von der Pathogenese; Belastungsdyspnoe bis hin zur Orthopnoe.
- Zyanose: durch Ventilations- oder Perfusionsstörung der Lunge und durch die häufige sekundäre Polyglobulie.
- Zeichen der Rechtsherzinsuffizienz: Halsvenenstauung, Hepatomegalie, Ödeme, Aszites.
- Präkordialschmerz: meist belastungsabhängig, ohne Ausstrahlung in Schultern, Arme oder Hals; meist in Verbindung mit der Dyspnoe auftretend.
- Hämoptoe: Spätsymptom, meist infolge einer Ruptur kleinerer Gefäße.
- Synkopen: meist bei akuter Pumpinsuffizienz des rechten Ventrikels, bei intermittierender Tachyarrhythmie oder bei Thromboembolien.

Diagnose

- Palpation: epigastrische Pulsationen durch erhöhte Druckentwicklung im rechten Ventrikel.
- Auskultation: verstärkter 2. Herzton, der oft atemkonstant gespalten ist.
- Labor:
  - Arterielle Blutgasanalyse: Hypoxie, Hyperkapnie, Azidose, O_2-Sättigung steigt bei O_2-Gabe an.
  - Polyglobulie: Hämatokrit über 50%.
- EKG:
  - Rechtsdrehung der Herzachse.
  - S_I-S_{II}-S_{III}-Typ (Sagittaltyp).
  - Rechtshypertrophiezeichen, z. B. Rechtsschenkelblock.
  - P-pulmonale.
  - Rechtspräkordiale Repolarisationsstörungen.
  - Niedervoltage.
- Spirometrie: meist kombinierte obstruktive und restriktive Ventilationsstörung.
- Röntgenthorax:
  - Zeichen der pulmonalen Grunderkrankung (Emphysem, Schwarte, Infiltration, Tumor).
  - Betonter Pulmonalisbogen.
  - Kalibersprung der Pulmonalarterien („amputierte Hili").

- Evtl. Dilatation des rechten Vorhofes und rechten Ventrikels im Sinne einer Rechtsherzdekompensation (Einengung des Retrosternalraumes).
- Echokardiographie:
  - Mesosystolische Schlußbewegung der Pulmonalklappe.
  - Fehlende a-Welle.
  - Dilatierter rechter Ventrikel und Vorhof.
  - Paradoxe Septumbewegung.
- Rechtsherzkatheter:
  - Erhöhte Drücke im rechten Vorhof, rechten Ventrikel und in den Pulmonalarterien.
  - Drucksprung zwischen PAP enddiastolisch und PCP.
  - Pulmonaler Gefäßwiderstand ist erhöht.

Differentialdiagnosen

- Mitralklappen- und Trikuspidalklappenfehler.
- Pulmonalstenose.
- Angeborene Herzfehler.
- Polyglobulien anderer Genese; Polycythaemia vera.

Therapie

- Bei chronischem Cor pulmonale infolge von Lungenparenchymerkrankungen oder alveolärer Hypoventilation in erster Linie Therapie des Grundleidens (wegen der Gefahr der CO_2-Retention nur vorsichtige O_2-Gabe unter Blutgasanalysenkontrolle, Sekretolyse, Infektbehandlung, Broncholyse, Atemgymnastik).
- Behandlung der kardialen Dekompensation mit Digitalis, Diuretika und Nitraten.
- Bei primären pulmonalen Hypertonien neben Digitalis und Diuretika evtl. Therapieversuch mit Nitroglycerin und Theophyllin.
- Evtl. Aderlässe und Thromboembolieprophylaxe bei Hämatokrit über 55%.

Prognose

- Nach erstmaliger kardialer Dekompensation mittlere Lebenserwartung ca. 2 Jahre.
- Tod meist im therapieresistenten Rechtsherzversagen.

Definition/Allgemeines

- Entzündliche Erkrankung des Herzmuskels, hervorgerufen durch Einwirkung von Erregern, hyperergisch-allergische oder toxische Reaktionen sowie Systemerkrankungen.
- Häufig nicht isoliert auftretend, sondern in Verbindung mit Peri- und/oder Endokarditis.
- Häufigkeitsangaben wegen einer Vielzahl subklinischer Verläufe unzuverlässig; die Frequenz entzündlicher Myokarderkrankungen wird klinisch oft unterschätzt.

Ätiologie

- Spezifische Myokarditis:
  - Viren, Rickettsien.
  - Bakterien, Pilze, Parasiten.
  - Protozoen.
- Unspezifische Myokarditis:
  - Rheumatisch.
  - Infektallergisch.
  - Bei Kollagenosen.
  - Infektiös-toxisch.
  - Postinfarkt-, Postkardiotomiesyndrom.

Klinik/Diagnose

- Die Myokarditis tritt meistens als Begleitmyokarditis im Verlauf einer Allgemeinerkrankung auf; selten liegt ein schweres Krankheitsbild mit Herzdilatation und Pumpversagen vor, häufig wird sie als Zufallsbefund erkannt.
- Allgemeinsymptome:
  - Schwäche, Ermüdbarkeit, Dyspnoe, Febrilität.
  - Kardiale Palpitation.
  - Gelenkbeschwerden.
- Kardiale Symptome:
  - Tachykardie, Hypotonie.
  - Zeichen der Links- und/oder Rechtsherzinsuffizienz.
  - Kardiomegalie, Dyspnoe.
- EKG-Veränderungen mit großer Variationsbreite und wechselndem Befund:
  - ST-T-Veränderungen: Senkung, Hebung, Abflachung, Negativierung, Pseudoinfarktbilder.
  - Schenkelblockbilder.
  - AV- und SA-Blockierungen.
  - Niedervoltage.

- Herzrhythmusstörungen:
  - Supraventrikuläre und ventrikuläre Extrasystolen.
  - Vorhofflimmern, -flattern.
  - Kammertachykardie.
- Echokardiographie:
  - Vergrößerung der Herzhöhlen, besonders des linken Ventrikels.
  - Störungen des Kontraktionsablaufes (Asynergie, Hypokinesie).
  - Perikarderguß (bei begleitender Perikarditis).
- Röntgenthorax:
  - Herzvergrößerung.
  - Pulmonale Stauungszeichen.
- Labor:
  - Allgemeine Entzündungsparameter: BSG-Beschleunigung, Leukozytose, C-reaktives Protein.
  - Enzymerhöhungen (gelegentlich): CPK, LDH.
  - Spezifische Diagnostik: Antistreptolysintiter, antinukleäre und antimyokardiale Antikörper, Virustiter.
  - Evtl. Muskelbiopsie zur histologischen Diagnose einer Systemerkrankung.
- Myokardbiopsie:
  - Histologische Differentialdiagnose und Beurteilung der entzündlichen Aktivität.
  - muß bei schwerer Herzinsuffizienz erwogen werden.
- Differentialdiagnose:
  - Hyperkinetisches Herzsyndrom (mit vegetativ verändertem EKG).
  - Herzinfarkt (bei infarktähnlichen EKG-Bildern mit ST-Hebungen).
  - Kardiomyopathie.

Spezielle Verlaufsformen

- Virusmyokarditis:
  - Häufigste Erreger: Coxsackie-A- und -B-Viren, ECHO-Viren, Influenza-A- und -B-Viren, Adenoviren, Hepatitisviren, Herpesviren, Poliomyelitisviren.
  - Klinisch oft stummer Verlauf, Dunkelziffer hoch.
  - Anamnestisch meist vorangegangener Virusallgemeininfekt mit uncharakteristischer fieberhafter Erkrankung, Myalgien, oft Beteiligung der oberen Luftwege und des Gastrointestinaltraktes.
  - Sehr variables Spektrum von EKG-Befunden (Überleitungsstörungen, Endstreckenveränderungen, Herzrhythmusstörungen).
  - Diagnose in der Regel serologisch (Titeranstieg und -verlauf) zu stellen, seltener durch Virusisolation.

- Übergang in das chronische Stadium einer Kardiomyopathie umstritten.
- Therapie symptomatisch: Bettruhe, Herzglykoside meist wenig effektiv, Diuretika, Antiarrhythmika. Corticoidtherapie in der akuten Phase umstritten, bei schweren Verlaufsformen jedoch häufig empfohlen.
- Prognose im allgemeinen günstig.
- Bakterielle Myokarditis:
  - Begleiterscheinung bei bakteriellen Erkrankungen, besonders bei der bakteriellen Endokarditis.
  - Erreger: Pneumokokken, Meningokokken, Streptokokken, Staphylokokken.
  - Klinisch Kardiomegalie, AV-Überleitungsstörungen, Endstreckenveränderungen.
  - Therapie: antibiotisch nach Erregernachweis durch Blutkulturen; ohne Erregernachweis Kombinationstherapie mit breiter Abdeckung.
  - Prognose in der Regel abhängig von der infektiösen Allgemeinerkrankung.
- Myokarditis bei Protozoen (Chagas-Krankheit):
  - Erreger: Trypanosoma cruzi; weite Verbreitung in Südamerika.
  - Akuter und chronischer Verlauf durch ausgedehnte mononukleäre interstitielle Myokarditis (Autoimmunprozeß?).
- Rheumatische Myokarditis:
  - Immunologische Erkrankung im Rahmen eines rheumatischen Fiebers nach Infektion mit betahämolysierenden Streptokokken der Gruppe A mit unterschiedlicher Endo-, Myo- und Perikardbeteiligung.
  - Herzbeteiligung bei rheumatischem Fieber sinkt mit zunehmendem Lebensalter.
  - Diagnose: Geräuschbefunde am Herzen, Herzrhythmusstörungen, PQ-Verlängerung (typisches Zeichen); Herzvergrößerung und Insuffizienz selten; serologische Befunde (BSG-Beschleunigung, $alpha_2$-Globulinerhöhung, Antistreptolysintiter erhöht, Myokardantikörpernachweis).
  - Therapie:
    1. Penicillin, initial 2–3 Mio. IE/d, später mindestens 5jährige Prophylaxe mit 1,2 Mio. IE Benzathin-Penicillin alle 4 Wochen.
    2. Corticosteroide, beginnend mit 50–100 mg Prednison-Äquivalent/d.
    3. Bettruhe.
  - Prognose wird bei großer Rezidivbereitschaft vom gleichzeitigen Bestehen eines Klappenfehlers bestimmt. Chronische Verlaufsformen sind beschrieben.

- Infektallergische Myokarditis:
  - Entzündliche Veränderungen im Zusammenhang mit einer fieberhaften Allgemeininfektion oder bei Überempfindlichkeitsreaktionen nach Sulfonamiden, Antibiotika, Pyrazolonderivaten, Seruminjektionen.
  - Prognose abhängig von der Grundkrankheit; toxisches Herz-Kreislauf-Versagen möglich.
- Infektiös-toxische Myokarditis:
  - Herzmuskelzellnekrosen durch Diphtheriebakterientoxine.
  - Klinischer Verlauf früher mit hoher Letalität belastet; Krankheitsbild heute durch Impfung verschwunden.
- Postinfarkt-(Dressler-), Postkardiotomiesyndrom:
  - Auftreten in ca. 5% der Infarktfälle und in 20–30% der Fälle nach Herzoperation als Myo- und Perikarditis (Autoimmunprozeß?).
  - Klinisch wiederauftretende retrosternale Schmerzen, Temperaturanstieg, Perikardreiben, Perikarderguß, Leukozytose, BSG-Beschleunigung.
  - Therapie mit Salicylaten und/oder Corticoiden.
- Myokarditis bei Kollagenosen s. Kapitel „Herzbeteiligung bei extrakardialen Grunderkrankungen" (s. S. 178ff).

Definition

- Entzündung von viszeralem (Epikard) und parietalem (Perikard) Blatt der Perikardhöhle.
- Zwei Formen:
  - Fibrinös = sicca.
  - Serofibrinös = exsudativa (Erguß); in Abhängigkeit von der Ursache serös, hämorrhagisch, purulent oder chylös.

Ätiologie

- Ähnliche Ursachen wie bei der Myokarditis, häufig gleichzeitig Myokarditis und Endokarditis.
  - Idiopathisch: am häufigsten (70%), akut keine sichere Ursache zu finden; evtl. infektallergische autoimmunologische Spätreaktion; anamnestisch häufig nach grippalem Infekt, relativ häufiger bei jüngeren Männern.
  - Infektiös:
    1. Meist viral bedingt (oft als Perimyokarditis mit gleichen Erregern).
    2. Eitrig: durch Staphylokokken, Pneumokokken, Streptokokken, seltener durch gramnegative Keime; bei hämatogener Streuung oder per continuitatem.
    3. Tuberkulös: oft isolierte Erkrankung trotz sekundärer Streuung; schleichender Verlauf, subfebril, hämorrhagisch gekammerter Erguß mit massiv verdicktem Perikard; bei chronischem Verlauf oft kein Erregernachweis.
    4. Bei AIDS im Rahmen einer schweren Allgemeininfektion mit opportunistischen Keimen.
  - Im Rahmen von Systemerkrankungen (rheumatisches Fieber, Kollagenosen, rheumatoide Arthritis), bei lokal allergischen Reaktionen (Postkardiotomie-, Postinfarktsyndrom), bei akutem Herzinfarkt (als kurzzeitig unspezifische allergische Reaktion) oder als Umgebungsreaktion bei Pleuritis, Peritonitis und Mediastinalprozessen.
  - Bei Stoffwechselerkrankungen: Niereninsuffizienz, Nebenniereninsuffizienz, Hypothyreose, Diabetes mellitus.
  - Primär oder sekundär bei Tumoren.
  - Traumatisch: direkt oder indirekt (Bestrahlung).

Klinik/Diagnose

- Akute Pericarditis sicca:
  - Symptome: retrosternaler Schmerz (mild oder heftig), evtl. Ausstrahlung in die linke Schulter oder das Epigastrium; Schmerzverstärkung im Liegen, bei tiefer Inspiration und beim Husten, atemabhängig bei pleuraler Mitbeteiligung.
  - Evtl. Allgemeinsymptome wie Abgeschlagenheit, Fieber, Schweißausbrüche, Schüttelfrost, schweres Krankheitsgefühl, ggf. Herzrhythmusstörungen.
  - Klinischer Untersuchungsbefund: Perikardreiben bei fehlendem Erguß: sogenanntes „Lederknarren" durch Mischfrequenzen schabend, ohrnah, systolisch und/oder diastolisch, am lautesten in tiefer Exspiration bei vorgeneigtem Oberkörper.
  - EKG: sogenannte Außenschichtschädigung durch Beteiligung auch der subepikardialen Anteile, angehobene ST-Strecke aus dem S heraus für Stunden bis Tage, beginnende T-Negativierung bei zunehmender ST-Normalisierung über Tage bis Wochen und terminal negatives T bei normaler ST-Strecke über Wochen bis Monate (Abb. 25).

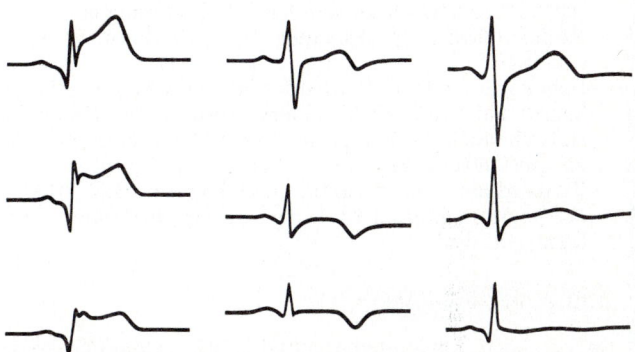

Abb. 25 Typischer EKG-Verlauf einer akuten Perikarditis.

  - Echokardiographie und Röntgenthorax meist unauffällig.
  - Labor: pathologischer Befund durch ursächliche Erkrankung (Rheumatiter, Virustiter, Blutkulturen), zumindest unspezifische Entzündungszeichen (BSG-Beschleunigung, Leukozytose, Dysproteinämie).

- Perikarderguß bei serofibrinöser Beteiligung:
  - Schmerzen und Perikardreiben verschwinden.
  - Bei primär exsudativer Form: Druck im Thorax, Atemnot, Palpitationen, allgemeine Schwäche, stenokardiforme Beschwerden, Allgemeinsymptome.
  - Hämodynamische Auswirkungen in Abhängigkeit von schneller Entwicklung und Dehnbarkeit des Perikards:
    1. Schnell: Keine Ausdehnung, Gefahr der Herzbeuteltamponade; hierbei keine diastolische Ausdehnungsmöglichkeit des Ventrikelkavums, oft schon bei relativ kleinen Flüssigkeitsmengen (z. B. bei akutem Hämoperikard oder bei Pericarditis constrictiva), Entwicklung eines kardiogenen Schocks.
    2. Langsam: Bis zu 1–2 l durch Dehnung aufnehmend ohne wesentliche Kreislaufdepression.
  - Symptome: sehr leise Herztöne, evtl. große Herzdämpfungsfigur; bei Herzbeuteltamponade venöse Einflußstauung (Halsvenen), ZVD über 30 mm H_2O, Pulsus paradoxus (inspiratorische Blutdrucksenkung), Schock mit Dyspnoe, Zyanose, Tachykardie, Hypotonie.
  - EKG: kleine Amplitude (Niedervoltage sowohl zentral von V_1–V_6 als auch peripher in I–III); evtl. elektrischer Alternans bei großem Erguß (wechselnd hohe R-Zacken in Abhängigkeit vom Abstand zum Thorax), Repolarisationsstörungen.
  - Röntgenthorax: Bocksbeutel- oder Zeltform, selten Lungenstauung.
  - Echokardiographie: Perikarderguß im M-Mode: u. U. „swinging heart" mit stark wechselndem Abstand der Hinterwand vom stillstehenden Perikard; im 2-D-Bild direkter Nachweis eines echofreien Raumes zwischen Peri- und Epikard.
  - Perikardpunktion: zur differentialdiagnostischen Abklärung der Ätiologie (bakteriell-viral, hämorrhagisch: Tumor – Tbc, Zytologie, evtl. Biopsie).

Differentialdiagnose

- Im Vergleich zum akuten Myokardinfarkt halten sich die perikarditischen Veränderungen im EKG nicht an das Gefäßversorgungssystem und sind dadurch häufig in allen Ableitungen zu erkennen.

Therapie

- Möglichst stationäre Behandlung über mehrere Wochen.
- Therapie der Grunderkrankung.
- Bettruhe, Schmerzbehandlung, entzündungshemmende Substanzen.
- Glucocorticoide: Bei Postkardiotomie- oder Postinfarktsyndrom; bei Kollagenosen sowie bei rezidivierenden großen Ergüssen.
- Perikardpunktion: zur hämodynamischen Entlastung bei beginnender Tamponade; evtl. Drainage.
- Bei unspezifischen Rezidiven mit hämodynamischen Auswirkungen und sonst fehlender Beeinflußbarkeit: pleuroperikardiale oder peritoneoperikardiale Fensterung, evtl. Perikardektomie (auch bei massiver Verkalkung).
- Strenge hausärztliche Überwachung mit langsam zunehmender körperlicher Belastung.

Prognose

- Oft folgenlose Abheilung, aber mit Neigung zu Rezidiven mit u. U. massiven Ergüssen, besonders bei der idiopathischen Perikarditis.
- Übergang in chronische Form mit Vernarbung und Verklebung möglich:
  - Bei Schrumpfung des Perikards: Pericarditis constrictiva (selten bei idiopathischer und viraler Genese; hierbei auch systolisch Kontraktionsbehinderung; Herzmuskelatrophie, Einflußstauung auch ohne Perikarderguß).
  - Bei Kalkeinlagerung: „Panzerherz": Hierbei hat ein geringer Perikarderguß bereits erhebliche hämodynamische Folgen.

Definition/Einteilung

- Entzündliche Erkrankungen des Endokards, hervorgerufen durch Einwirkung von Erregern, hyperergisch-allergische Reaktionen und Systemerkrankungen.
- Abakterielle Endokarditis:
  - Rheumatische Endokarditis.
  - Endokarditis bei Kollagenosen, rheumatoider Arthritis und Spondylitis ankylopoetica.
  - Abakterielle thrombotische Endokarditis.
- Infektiöse Endokarditis:
  - Bakterielle Endokarditis mit akuter und subakuter Verlaufsform (Endocarditis lenta).
  - Pilzendokarditis.
- Häufigkeit der rheumatischen Form abnehmend, der infektiösen Form etwa gleichbleibend.

Ätiologie/Pathogenese

- Rheumatische Endokarditis:
  - Viszerale Manifestation des akuten rheumatischen Fiebers (Herzbeteiligung bei Kindern ca. 70%).
  - Komplexes immunologisches Geschehen mit Bildung kreuzreagierender Antikörper gegen Streptokokkenantigen und Antigen mit bevorzugter Lokalisation im Endokard als besondere, offenbar genetisch determinierte, hyperergisch-allergische Reaktionsweise des Organismus nach Infektion mit betahämolysierenden Streptokokken der Gruppe A.
  - Verdickte Herzklappen; gelegentlich mit thrombotischen Auflagerungen; im weiteren Verlauf bindegewebige Vernarbung mit zunehmender Klappendestruktion und Verkalkung.
- Infektiöse Endokarditis:
  - Erreger überwiegend Bakterien, Pilze selten (bei abwehrgeschwächten Patienten).
  - Häufigste Erreger: Streptococcus viridans (verursacht meist subakute Verlaufsformen), Enterokokken, andere Streptokokken, Staphylococcus aureus (oft akute Verlaufsformen) und Staphylococcus epidermis (Prothesenendokarditis); gramnegative Keime.
  - In den letzten Jahren Zunahme der Infektionen mit Staphylokokken und gramnegativen Keimen bei Patienten höheren Lebensalters.

- Prädisponierende Faktoren der bakteriellen Absiedlung an den Klappen sind morphologische Vorschäden (rheumatische Veränderungen, angeborene oder erworbene Herzkrankheiten, künstliche Herzklappen, i. v. Rauschgiftsucht) sowie schlechter Allgemeinzustand und reduzierte Abwehrlage.
- Destruierende Veränderungen der Klappen mit polypösen Wucherungen und schweren Exulzerationen mit Abrissen von Klappenteilen; im weiteren Verlauf nekrotische und fibrinöse Veränderungen der Klappenmatrix mit sekundärer Verkalkung.

Klinik/Diagnose

● Rheumatische Endokarditis:
- 1–4 Wochen nach Streptokokkeninfekt (meist fieberhafte Tonsillitis bzw. Pharyngitis) Wiederanstieg des Fiebers und entzündliche Gelenkveränderungen.
- Allgemeinsymptome: Abgeschlagenheit, Schweißausbrüche, Tachykardien.
- Diagnose des rheumatischen Fiebers erfolgt nach Haupt- und Nebenkriterien (nach Jones).
  Hauptkriterien: Karditis, Polyarthritis, Chorea minor, subkutane Knötchen, Erythema anulare.
  Nebenkriterien: Fieber, Arthralgie, BSG-Beschleunigung, Leukozytose, C-reaktives Protein positiv, verlängertes PQ-Intervall im EKG, vorangegangener Streptokokkeninfekt oder vorangegangenes rheumatisches Fieber oder rheumatische Herzkrankheit.
  Zwei Hauptkriterien oder ein Hauptkriterium und zwei Nebenkriterien sichern die Diagnose.
- Auskultation: Auftreten oder Veränderung von Herzgeräuschen; Perikardreiben bei Begleitperikarditis.
- EKG: Wechselnde EKG-Veränderungen mit Erregungsbildungs- und Leitungsstörungen.
- Weitere Laborparameter: Antistreptolysintiter stark erhöht, α_2-Globulin vermehrt, Myokardantikörpernachweis.
- Subklinischer Verlauf häufig, Entwicklung einer rheumatischen Karditis nach dem 25. Lebensjahr selten.
- Komplikationen: rekurrierende Verlaufsform und entzündliche Floridität.
- Differentialdiagnose: subakute bakterielle Endokarditis, nichtrheumatische Myokarditiden und Perikarditiden.
● Subakute bakterielle Endokarditis:
- Uncharakteristische Allgemeinsymptome: hartnäckiges Fieber, Leistungsschwäche, Gewichtsverlust.
- Herzgeräusche.
- Petechien.
- Periphere und zerebrale Embolien.

- Oslersche Knötchen: schmerzhaft, bläulichrot an Händen und Füßen.
- Splenomegalie.
- Anämie.
- EKG und Röntgenthorax unspezifisch.
- Labor: BSG-Beschleunigung, gelegentlich Leukozytose, α_2- und γ-Globuline erhöht, Mikrohämaturie und Albuminurie (Nierenbeteiligung, Löhleinsche Herdnephritis).
- Diagnose durch Bakteriennachweis in Blutkulturen: Abnahme von mindestens 10 Blutkulturen (arteriell und venös) von verschiedenen Körperstellen innerhalb weniger Tage; bei etwa 20% der Patienten bleiben die Blutkulturen negativ.
- Echokardiographisch gelingt manchmal der Nachweis von Klappenvegetationen.

- Akute bakterielle Endokarditis:
  - Kurzer, dramatischer Verlauf; Symptomatik der Sepsis mit hohen Temperaturen.
  - Bewußtseinstrübung.
  - Hepatosplenomegalie.
  - Kardiomegalie.
  - Pathologisches EKG.
  - Herzgeräusche.
  - Embolien.

- Spezielle Verlaufsformen:
  - Endokarditis bei Kollagenosen: Libman-Sacks-Endokarditis bei Lupus erythematodes disseminatus (nichtbakterielle verrukköse Endokarditis).
  - Endokarditis bei rheumatoider Arthritis und Spondylitis ankylopoetica: seltene Ursache für Vitien mit geringen hämodynamischen Auswirkungen.
  - Abakterielle thrombotische Endokarditis: marantische, terminale oder Tumorendokarditis unklarer Pathogenese bei einer Vielzahl konsumierender Erkrankungen.

Therapie

- Rheumatische Endokarditis:
  - Penicillin, initial 2–3 Mio. IE/d über 10 Tage (2–3 × 1 Mio. Penicillin G i. m. oder 5 × 400000 IE Penicillin V oral); später mindestens 400000 IE/d bis zum Abklingen der Entzündungszeichen.
  - Corticosteroide, initial 50–100 mg Prednison/d, danach schrittweise Reduktion auf 15–20 mg/d und Fortsetzung dieser Dosis für 3–6 Wochen.
  - Evtl. ergänzend Salicylate (3–5 g/d).
  - Bettruhe.

- Prophylaxe der rheumatischen Endokarditis:
  - Penicillinprophylaxe zur Vermeidung eines Rezidivs bei Kindern bis zum 18. Lebensjahr, bei Erwachsenen über mehrere Jahre mit Depot-Penicillin (Benzathin-Penicillin 1,2 Mio. IE i. m. alle 3–4 Wochen).
  - Intensive Zahnhygiene und Fokussanierung.
- Infektiöse Endokarditis:
  - Chemotherapie so früh wie möglich mit bakterizid wirkenden Antibiotika.
  - Bei akuten Verläufen breit wirkende Antibiotikakombinationen vor Testung (Ampicillin + Gentamycin, evtl. + Flucloxacillin).
  - Empfehlungen:
    1. Penicillinempfindliche Streptokokken: Penicillin G (3 × 10 Mio. IE/d i. v.) + Streptomycin (2 × 0,5 g i. m.) über 4–6 Wochen.
       Bei Penicillinallergie Cephalosporin oder Erythromycin + Streptomycin.
    2. Enterokokken und penicillinresistente Streptokokken: Ampicillin (4 × 5 g/d i. v.) + Gentamycin (3 × 80 mg i. m.) über 4–6 Wochen.
    3. Staphylokokken: Flucloxacillin (4 × 4 g/d i. v.) + Aminoglykosid über 4–6 Wochen.
       Bei Penicillinallergie Cephalosporin.
  - Chirurgische Therapie: Klappenersatz bei nicht beherrschbarer Infektion und/oder zunehmender Herzinsuffizienz sowie bei Embolisation, Perforation oder Ruptur einer Klappe.
- Prophylaxe der infektiösen Endokarditis:
  - Zahnärztliche und chirurgische Eingriffe erfordern eine Prophylaxe bei prädisponierenden Herzfehlern (Aortenstenose und andere rheumatische Vitien, hypertrophe obstruktive Kardiomyopathie, angeborene Herzfehler, besonders Ductus Botalli apertus) sowie bei Zustand nach prothetischem Klappenersatz und ausgeheilter bakterieller Endokarditis.
  - Bei zahnärztlichen Eingriffen, Tonsillektomie sowie endoskopischen und chirurgischen Eingriffen am Respirationstrakt: 30–60 min vor dem Eingriff 2 Mio. IE Penicillin G i. v. + 1,0 g Streptomycin i. m.; bei Penicillinallergie 1,0–1,5 g Erythromycin oral.
  - Bei chirurgischen Eingriffen im Bereich des Urogenitaltraktes und des unteren Gastrointestinaltraktes: 30–60 min vor dem Eingriff 2,0 g Ampicillin i. v. + 80 mg Gentamycin i. v.; bei Penicillinallergie 1,0 g Cephalosporin i. m. + 80 mg Gentamycin i. v.

Prognose/Verlauf

- Rheumatische Endokarditis:
  - Letalität heute unter 2% in der akuten Phase.
  - Gefahr von Vitien nach rheumatischer Karditis groß.
- Infektiöse Endokarditis:
  - Letalität heute durchschnittlich 20–30%, früher 100%.
  - Schlechte Prognose bei Prothesenendokarditis; hier sollte möglichst schnell ein Klappenaustausch nach vorheriger intensiver antibiotischer Therapie vorgenommen werden.
  - Verlauf hängt ab von der Zeitspanne bis zur antibiotischen Therapie, vom Alter des Patienten sowie von einer begleitenden Herzkrankheit.

Pathogenese

- – Rheumatische Karditis bei akutem Gelenkrheuma (mit ca. 90%
  bei weitem die häufigste Ursache).
  – Bakterielle Karditis (2–5%); besonders oft mit Befall der Aor-
  tenklappe.
  – Kardiomyopathien.
  – Papillarmuskeldysfunktion bei koronarer Herzkrankheit.
  – Tumoren des Herzens.
  – Traumata.
- Häufigkeit des Klappenbefalles:
  – Mitralklappe mit 45–60% am häufigsten befallen.
  – Aortenklappe (isoliert in 10–15%).
  – Kombinierter Defekt an Mitral- und Aortenklappe (25–40%);
  besonders bei rheumatischer Ätiologie.
  – Trikuspidalklappe (selten).
  – Pulmonalklappe (selten).
- Entstehungszeiträume:
  – Akut entstandene Herzklappenfehler:
  Akute Stenosen selten, meist nur bei Thromben und Tumoren.
  Akute Insuffizienz bei Perforationen und Einrissen im Rahmen
  einer ulzerierenden Endokarditis; selten durch Papillarmuskel-
  abriß bei Myokardinfarkt oder traumatisch.
  – Chronisch entstandene Herzklappenfehler:
  Stenosen entstehen im Laufe von Jahren oder Jahrzehnten bei
  chronisch progredienter Vernarbung der Klappenkommissuren,
  Insuffizienzen bei Klappenverkürzungen und -retraktionen,
  wobei Kombinationen häufig sind.
- Relative Klappeninsuffizienz: Bei anatomisch unauffälligen Klappen kommt es durch Überdehnung und Erweiterung des Klappen-
  ringes infolge einer Herzvergrößerung zu einer relativen Klappeninsuffizienz; besonders häufig als relative Mitralinsuffizienz bei
  kardialer Dekompensation im Rahmen einer koronaren Herzkrankheit, eines Hypertonus, einer Myokarditis. Bei chronischer
  Rechtsherzinsuffizienz kann eine relative Trikuspidalinsuffizienz
  entstehen.

Definition/Ätiologie

- Einengung der Mitralklappenöffnungsfläche.
- Selten isoliert als reine Stenose, meist in Kombination mit einer Mitralinsuffizienz.
- Meist entstanden im Rahmen einer rheumatischen Karditis mit Verwachsungen der Kommissuren und narbig verdickten Klappensegeln.

Pathophysiologie

- Erst bei einer Reduktion der Klappenöffnungsfläche (normal 4–6 cm^2) auf ca. 50% kommt es zu einem Druckgradienten an der Mitralklappe und zu einem Druckanstieg im linken Vorhof.
- Bei reiner Mitralstenose (selten!) atrophiert der linke Ventrikel; der linke Vorhof ist dilatiert und hypertrophiert (Gefahr des Vorhofflimmerns).
- Die Druckerhöhung im kleinen Kreislauf führt zu einer Mediaverdickung der Lungenarterien und zur „braunen Induration der Lunge" (Herzfehlerzellen).
- Konsekutiv entwickelt sich eine Rechtsherzhypertrophie, dann eine Dilatation des rechten Vorhofes.
- Trotz eines Anstieges des mittleren Vorhofdruckes nimmt bei intermittierendem oder persistierendem Vorhofflimmern das Schlagvolumen des Herzens ab; daraus folgt, daß auch die Blutflußgeschwindigkeit in den flimmernden Vorhöfen abnimmt mit der Gefahr von Thrombusentstehung (besonders im linken Herzohr) und Embolisation.

Klinik

- Häufig in der Anamnese Hinweise auf rheumatisches Fieber, bzw. rezidivierende Tonsillitiden.
- Erst ca. 10–20 Jahre nach dem rheumatischen Fieber entwickelt sich eine hämodynamisch relevante Mitralstenose, die dann erst nach weiteren 10 Jahren klinisch symptomatisch wird.
- Frauen werden ca. viermal häufiger befallen als Männer.
- Diagnose wird meist zwischen dem 30. und 40. Lebensjahr gestellt.
- Das erste Symptom besteht oft in intermittierendem Vorhofflimmern (Palpitationen, „Herzstolpern"), häufig begleitet von Dyspnoe.
- Mit zunehmendem Schweregrad der Klappenstenosierung kommt es zu Dyspnoe bei stärkeren Belastungen (klinischer Schweregrad II), bei leichter Tätigkeit (Grad III) und schließlich zu Ruhedys-

pnoe (Grad IV) und paroxysmaler nächtlicher Dyspnoe (Asthma cardiale).

- Beim Auftreten der Rechtsherzinsuffizienz evtl. Abnahme der Dyspnoe.
- Bei pulmonaler Hypertonie oft starker Husten mit blutigtingiertem Sputum.
- Bei Stenokardien Ausschluß einer koronaren Herzkrankheit (besonders wichtig präoperativ!).
- Wichtige Komplikation ist die arterielle Embolie bei intermittierendem oder persistierendem Vorhofflimmern.
- Hämoptysen bis zu profusen Blutungen aus Bronchialvenen erst im ausgeprägten Spätstadium.
- Im Spätstadium oft rezidivierende akute Lungenödeme, vorher auskultatorisch Stauungs-RGs.
- Bei Rechtsherzinsuffizienz erhöhter zentraler Venendruck, Ödeme, Aszites, Hepatomegalie.
- Oft Lippenzyanose, „Facies mitralis" mit rötlich-livide verfärbten Wangen.
- Hebende Herzaktion über dem Präkordium bei pulmonaler Hypertonie.
- Häufig kardiale Kachexie.

Diagnose

- Auskultation (s. S. 8 f):
  - Besonders gut über der Herzspitze oder dem Erbschen Punkt mit Ausstrahlung in die Axilla auskultierbare Geräuschphänomene.
  - Paukender 1. Herzton, dem bei Sinusrhythmus ein präsystolisches Geräusch vorausgeht.
  - Unauffällige Systole.
  - Der 2. Herzton ist normal, oder es findet sich durch die pulmonale Hypertonie ein betonter Pulmonalklappenschlußton.
  - Nach dem 2. Herzton Mitralklappenöffnungston (MÖT), wobei der Abstand zwischen dem 2. Herzton und dem MÖT mit zunehmendem Druck im linken Vorhof abnimmt.
  - Unmittelbar nach dem Mitralklappenöffnungston ist ein niederfrequentes Decrescendo-Diastolikum mit p. m. über der Herzspitze auskultierbar.
  - Das Diastolikum wird bei Linkslage oft besser auskultierbar.
  - Lauterwerden der Geräuschphänomene bei Belastung.
  - Bei begleitender pulmonaler Hypertonie und funktioneller Pulmonalklappeninsuffizienz findet sich ein weiches hochfrequentes

Diastolikum mit p. m. über der Pulmonalis (= Graham-Steel-Geräusch).
– Bei Rechtsherzinsuffizienz Zeichen der Trikuspidalinsuffizienz (Systolikum am linken unteren Sternumrand, 3. Herzton rechtsventrikulär, positiver Venenpuls).

● Phonokardiogramm:
– Je schwerer die Stenose, desto kürzer der Abstand zwischen dem Aortenschlußton und dem Mitralöffnungston (0,06–0,12 s).

● EKG:
– Bei Sinusrhythmus P-sinistrocardiale.
– Rechtsdrehung der Herzachse.
– Erst später Zeichen der Rechtsherzbelastung und Vorhofflimmern oder -flattern.

● Röntgen:
– Verstrichene Herztaille; Mitralkonfiguration.
– Einengung und Verdrängung des Ösophagus nach dorsal infolge der Dilatation des linken Vorhofes (Breischluck).
– Prominentes Pulmonalsegment.
– Kernschattenbildung durch den linken Vorhof.
– Kerley-B-Linien in den unteren Lungenabschnitten.
– Evtl. Mitralklappenkalk in der Durchleuchtung.
– Später Zeichen der Rechtsherzhypertrophie und -dilatation.

● Echokardiographie:
– Liefert pathognomonische Befunde.
– Multiple Echos durch Verkalkungen und Fibrosierungen der Klappe; Klappensegelverdickung.
– Abflachung des EF-slopes, d. h. herabgesetzte Mitralklappenschlußgeschwindigkeit.
– Frühe diastolische anteriore Bewegung des hinteren Mitralklappensegels.
– Abgeflachte a-Welle (bei Sinusrhythmus).
– Dilatation des linken Vorhofes bei normalem oder kleinem linken Ventrikel.
– Im 2-D-Echo bessere Beurteilbarkeit der Klappenfunktion, der pathologisch-anatomischen Klappenveränderungen und der Vorhofgröße möglich; evtl. Nachweis von Vorhofthromben.

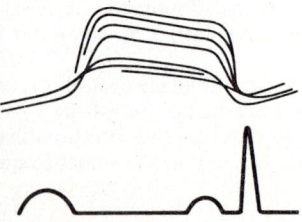

Abb. 26   M-Mode-Echo bei Mitralstenose.

- Herzkatheter:
  - Erhöhte Drücke im linken Vorhof.
  - Erhöhte Drücke im kleinen Kreislauf, rechten Ventrikel und rechten Vorhof.
  - Hohe a-Welle im linken Vorhof bei erhaltenem Sinusrhythmus.
  - Unter Belastung weiterer Druckanstieg in der A. pulmonalis bei sinkendem Herzauswurf und steigender arteriovenöser Sauerstoffdifferenz.
  - Angiographischer Ausschluß einer begleitenden Mitralklappeninsuffizienz und koronaren Herzkrankheit.

Differentialdiagnose

- Vorhofseptumdefekt.
- Pulmonalvenenstenose, angeborene Mitralstenose.
- Vorhoftumor.
- Aorteninsuffizienz mit relativer Mitralstenose (diastolisches Austin-Flint-Geräusch).
- Trikuspidalstenose.

Therapie

- Konservativ, überwiegend bei Schweregrad I und II:
  - Körperliche Schonung.
  - Behandlung der Rechtsherzinsuffizienz mit Glykosiden nur bei Tachyarrhythmie, sonst mit vorlastsenkenden Substanzen (s. S. 72).
  - Wiederherstellung und Erhaltung des Sinusrhythmus mit Glykosiden und entsprechenden Antiarrhythmika.
  - Antibiotika zur Prophylaxe oder Therapie einer bakteriellen Endokarditis.
  - Antikoagulation zur Embolieprophylaxe bei Vorhofflimmern.
  - Corticosteroide bei akuter rheumatischer Endokarditis.
- Operativ durch Kommissurotomie, bei Schweregrad III und IV:
  - Früher digitale Sprengung der Klappe oder blinde Erweiterung vom linken Vorhof aus; heute transventrikulär mit z. B. Tubbs-Dilatator oder neuerdings auch Valvuloplastie.
  - Nur sinnvoll ohne wesentliche Klappenverkalkungen und ohne wesentliche Klappeninsuffizienzkomponente.
  - Letalität von 1–2%.
- Operativ durch Klappenrekonstruktion.

- Operativ durch prothetischen Klappenersatz, besonders bei Schweregrad III und IV, jedoch nicht mehr bei fixierter pulmonaler Hypertonie:
  - Vor allem bei kombinierten Mitralklappenfehlern.
  - Postoperative Dauerantikoagulation.

Prognose

- Über 50% der Patienten werden älter als 40 Jahre.
- Zwischen rheumatischem Fieber und dem Tod vergehen oft mehr als 20–30 Jahre.
- Nach Eintreten einer Rechtsherzdekompensation versterben viele Patienten innerhalb weniger Jahre.
- Verschlechterung der durchschnittlichen Prognose durch das Auftreten von Komplikationen wie rezidivierenden akuten Lungenödemen, paroxysmalen Tachykardien, Embolien, Hämoptysen; bakterielle Endokarditiden; Ventilthrombus im linken Vorhof mit Auftreten von Synkopen.
- Ca. 60% aller arteriellen Embolien entstehen auf dem Boden eines Mitralklappenfehlers mit einer Letalität von 30%.
- Bei Stenosen mit klinischem Schweregrad III und IV steigt die Lebenserwartung durch operative Therapie deutlich an, nicht aber bei Schweregrad I und II.

Definition/Ätiologie

- Schlußunfähigkeit der Mitralklappe.
- Meist rheumatische Genese durch Schrumpfung und Retraktion der Klappen.
- Sonstige Ursachen:
  - Mitralklappenprolaps.
  - Bakterielle Endokarditis, meist akutes Krankheitsbild.
  - Myokarditis, Kardiomyopathie, koronare Herzkrankheit.
  - Papillarmuskeldysfunktion, z. B. nach Hinterwandmyokardinfarkt oder Thoraxtrauma.
  - Angeboren (besonders in Kombination mit ASD).
- Meist kombiniert mit einer Mitralstenose, vor allem bei rheumatischer Genese.
- Als relative Mitralinsuffizienz bei Linksherzdekompensation.

Pathophysiologie

- Bei chronischer Mitralinsuffizienz kommt es zu einer Dilatation des linken Vorhofes und linken Ventrikels.
- Zunächst kann das Regurgitationsvolumen noch durch ein erhöhtes Schlagvolumen ausgeglichen werden, das Herzminutenvolumen sinkt noch nicht.
- Bei schwerer Klappeninsuffizienz können bis zu 100 ml Pendelblut pro Systole wieder zurück in den linken Vorhof fließen, d. h. mehr als 50% des erhöhten Schlagvolumens; bei diesem Schweregrad wird dann der linke Ventrikel insuffizient, die Drücke im kleinen Kreislauf steigen, und auch das rechte Herz kann konsekutiv dekompensieren.
- Bei akuter Mitralinsuffizienz kommt es bei mangelnder Dehnbarkeit des linken Vorhofes zur akuten biventrikulären Insuffizienz.

Klinik

- In der Anamnese meist rheumatisches Fieber oder rezidivierende Racheninfekte.
- Leichte Ermüdbarkeit, Belastungsdyspnoe, Palpitationen, paroxysmale nächtliche Atemnot.
- Bei fortschreitender Insuffizienz absolute Arrhythmie bei Vorhofflimmern, Herzschmerzen.
- Im späteren Stadium Zeichen der Rechtsherzinsuffizienz mit Hepatomegalie, Ödemen und Aszites.

- Akutes Lungenödem oder Hämoptysen selten im Vergleich zur Mitralstenose, häufiger jedoch bei der akuten Mitralinsuffizienz (z. B. bei bakterieller Endokarditis).

- Periphere arterielle Embolien seltener als bei Mitralstenose, ebenso Facies mitralis und Hypotonie; aufgepfropfte bakterielle Endokarditiden sind dagegen häufiger.

- Hebender, verstärkter und verbreiterter Herzspitzenstoß bei Linksherzdilatation, evtl. Schwirren palpabel.

Diagnose

- Auskultation (s. S. 8f):
  - Direkt im Anschluß an den 1. Herzton mittel- bis hochfrequentes holosystolisches Geräusch mit p. m. über der Herzspitze und Fortleitung in die Axilla, decrescendoartig oder aber bei erheblichem Schweregrad bandförmig.
  - Gelegentlich 3. Herzton als Zeichen der Linksinsuffizienz.
  - Evtl. im Anschluß an den 3. Herzton kurzes diastolisches Decrescendogeräusch (Mitralisdurchflußgeräusch).

- EKG:
  - P-sinistrocardiale, Linkslagetyp.
  - Zeichen der Linksherzbelastung.
  - Evtl. Vorhofflattern und Vorhofflimmern.

- Echokardiographie:
  - Systolische Turbulenz unterhalb der Mitralklappe im gepulsten Doppler-Echokardiogramm.
  - Regurgitationsjet über der Mitralklappe im CW-Doppler- bzw. Farb-Doppler-Echokardiogramm.
  - M-Mode und 2-D-Echo liefern nur Hinweise, jedoch keine pathognomonischen Befunde.
  - Dilatierter linker Vorhof und linker Ventrikel.
  - Evtl. Hyperkinesie des linken Ventrikels als Folge der Volumenbelastung.
  - Evtl. Nachweis von Klappenvegetationen.
  - Gelegentlich hochfrequentes systolisches Flattern der Aortenklappensegel als indirekter Hinweis.

- Röntgenthorax:
  - Deutliche Verbreiterung des linken Ventrikels.
  - Verstrichene Herztaille mit großem linkem Vorhof und evtl. prominentem Pulmonalisbogen.
  - Zeichen der pulmonalen Stauung mit Kerley-B-Linien.
  - Im Spätstadium Zeichen der Rechtsherzvergrößerung.
  - Bei akuter Mitralinsuffizienz oft normal großes Herz mit ausgeprägter Lungenstauung.

● Herzkatheter und Ventrikulographie:
- Hohe Drucke in der Arteria pulmonalis.
- Hohe v-Welle in der linksatrialen Druckkurve, bzw. in PC-Position.
- Deutlich erhöhter systolischer Druck im linken Vorhof.
- Nachweis des Refluxes an der Mitralklappe durch Ventrikulographie und Abschätzung des Regurgitationsvolumens.
- Ausschluß einer begleitenden koronaren Herzkrankheit.

Differentialdiagnose

● Ventrikelseptumdefekt.
● Trikuspidalinsuffizienz.
● Akzidentelles Geräusch.

Therapie

● Konservativ bei Schweregrad I und II ohne Komplikationen (wie bei Mitralstenose).
● Operativ durch prothetischen Klappenersatz oder Raffung des Mitralklappenringes (nur selten ausreichend) mit anschließender Dauerantikoagulation (außer bei Klappenrekonstruktion); besonders bei Schweregrad III und IV.

Prognose

● Ähnlich wie bei Mitralstenose, jedoch kürzere Latenz zwischen rheumatischem Fieber und klinischer Symptomatik.
● Nach dem Auftreten der ersten Zeichen einer Herzinsuffizienz ist die mittlere Lebenserwartung ohne Operation auf 2–3 Jahre reduziert.
● Tod meist in der Herzinsuffizienz, besonders bei zusätzlichen Herzerkrankungen wie z. B. koronarer Herzkrankheit oder bakterieller Endokarditis.
● Für die postoperative Prognose ist die Größe des linken Vorhofs wesentlich (je kleiner, um so günstiger die Prognose).

Definition/Pathophysiologie

- Systolische Ausbuchtung meist des posterioren oder beider Mitralsegel in den linken Vorhof infolge degenerativer, oft anlagebedingter Veränderungen, in schweren Fällen mit begleitender Mitralinsuffizienz.

- Besonders häufig (ca. 70%) bei leptosomem Habitus, Flachthorax und Marfan-Syndrom; familiäre Häufung.

- Oft im Zusammenhang mit rheumatischer Karditis, koronarer Herzkrankheit, Kardiomyopathie und ASD.

- Mißverhältnis zwischen der Größe des linken Ventrikels und der Fläche der Klappensegel.

- Hämodynamische Auswirkungen nur bei begleitender Klappeninsuffizienz mit Regurgitation in den linken Vorhof.

Klinik

- Mitralklappenprolaps:
  - Symptomfrei.
  - Echokardiographische Zufallsdiagnose.

- Mitralklappenprolapssyndrom:
  - Palpitationen, Belastungsdyspnoe, leichte Ermüdbarkeit, stechende Herzschmerzen, Herzrhythmusstörungen.
  - Bei schweren Fällen Symptome der Mitralinsuffizienz (s. S. 153 ff).

Diagnose

- Auskultation:
  - Mesosystolischer Klick mit p. m. im 2. ICR links parasternal und über der Herzspitze.
  - Evtl. kurzes mesosystolisches Geräusch.

- EKG:
  - Häufig Herzrhythmusstörungen (LZ-EKG), z. B. ventrikuläre Extrasystolen, supraventrikuläre Tachykardien, Präexzitationssyndrome.
  - Im Belastungs-EKG oft uncharakteristische Repolarisationsstörungen.

- Echokardiographie:
  - Typische echokardiographische Diagnose (Nitrat-Provokationstest).
  - Meist spätsystolischer Prolaps des posterioren Segels (Abb. 27a) oder beider Segel (Abb. 27b) in den linken Vorhof.

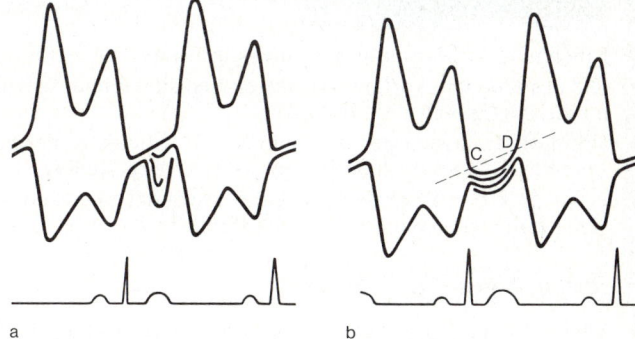

a   b

Abb. 27   M-Mode-Echo bei Mitralklappenprolaps.

Differentialdiagnose

● Mitralinsuffizienz.
● VSD oder kleiner ASD.
● Abriß eines Sehnenfadens.

Therapie

● Bei Herzrhythmusstörungen in erster Linie Therapieversuch mit Betablockern, ggf. auch andere Antiarrhythmika.
● Evtl. Endokarditisprophylaxe.
● Bei fortgeschrittener Mitralinsuffizienz Operation.

Prognose

● In der Regel günstig, da oft Zufallsbefund; echokardiographischer Nachweis eines Mitralklappenprolaps gelingt bei ca. 5–10% aller Menschen.
● Komplikationen (insgesamt selten):
  – Neigung zu Herzrhythmusstörungen, evtl. plötzlicher Herztod.
  – Bakterielle Endokarditis.
  – Entwicklung einer Mitralinsuffizienz (in ca. 15% der Fälle).
  – Thromboembolien.

Definition/Ätiologie

- Einengung der Aortenklappenöffnungsfläche.
- Die erworbenen Aortenklappenstenosen sind immer valvuläre Stenosen; häufig bikuspide Klappen.
- Häufigste Ursachen sind die rheumatische Endokarditis und sklerosierende Klappenveränderungen (Mönckeberg-Stenose).
- Etwa 30% der Patienten mit einer Aortenklappenstenose leiden gleichzeitig an einem Mitralklappenfehler.

Pathophysiologie

- Übergreifen einer Endomyokarditis vom Klappenring auf die Kommissuren mit ödematöser Quellung und Fibrosierung sowie später Verkalkung.
- Wird die Aortenklappenfläche (normal ca. $3\,cm^2$) auf ca. 50% reduziert, entsteht ein Druckgradient über der Klappe.
- Konsekutiv muß der systolische Druck im linken Ventrikel ansteigen, um ein ausreichendes Schlagvolumen zu fördern, während der Druck in der Aorta abnimmt (systolischer Druckgradient).
- Um den hohen linksventrikulären Druck aufzubringen, hypertrophiert das Myokard des linken Ventrikels und des Septums.
- Im weiteren Krankheitsablauf tritt bei linksventrikulärer Insuffizienz eine Druckerhöhung im linken Vorhof auf, und später kommt es zu einer Rechtsherzinsuffizienz.
- Auch ohne koronare Herzkrankheit kommt es in dem hypertrophierten Myokard durch einen erhöhten O_2-Bedarf zur Myokardischämie, besonders unter Belastung = verringerte Koronarreserve; dann auch Auftreten von Angina pectoris.

Klinik

- Männliche Patienten ca. viermal häufiger betroffen als weibliche.
- Anamnese: rheumatisches Fieber, Gelenkrheuma, arterielle Durchblutungsstörungen.
- Weniger Beschwerden als bei den Mitralklappenfehlern.
- Erst bei hämodynamisch stark wirksamen Stenosen:
  - Leistungsknick, rasche Erschöpfbarkeit.
  - Schwindel, evtl. Synkopen (nicht ausreichende HMV-Steigerung bei Belastung).
  - Präkordiale Schmerzen, Angina pectoris.
  - Zeichen der Linksinsuffizienz mit Dyspnoe und später auch mit Lungenödem.

- Arterielle Hypotonie mit Abgeschlagenheit; kleine Blutdruckamplitude.
- Palpitationen.
- Herzrhythmusstörungen.
- Nicht selten plötzlicher Herztod.

● Träge ansteigender schwacher Puls (Pulsus tardus et parvus).

● Hebender Herzspitzenstoß, nach links unten verlagert.

● Systolisches Schwirren über der Herzbasis rechts parasternal palpabel.

Diagnose

● Auskultation:
- Lautes, rauhes, spindelförmiges systolisches Geräusch mit p. m. im 2. ICR rechts parasternal und mit Fortleitung in die Karotiden.
- 1. und 2. Herzton abgeschwächt.
- Bei deutlichem Druckgradienten tritt ein 4. Herzton auf.

● EKG:
- Veränderungen abhängig vom Schweregrad.
- Zeichen der Linksherzhypertrophie mit positivem Sokolow-Index.
- ST-Streckensenkungen, bei schwerer Stenose mit linkspräkordialer T-Negativierung.
- Häufig Herzrhythmusstörungen.
- Evtl. P-sinistrocardiale.
- Lange Zeit bleibt der Sinusrhythmus erhalten.
- Ein Belastungs-EKG ist kontraindiziert.

● Echokardiographie:
- Harte Parallelechos zur Aortenwand; verdickte Aortenklappe.
- Herabgesetzte Klappenbeweglichkeit, reduzierte Öffnungsamplitude.
- Linksventrikuläre Hypertrophie, meist konzentrisch.
- Häufig bikuspide Aortenklappe.
- Dopplerechokardiographische Bestimmung des Druckgradienten über der Aortenklappe.
- Abgrenzung einer hypertrophischen Kardiomyopathie.

● Röntgen:
- „Holzschuhherz" mit abgerundeter und angehobener Herzspitze.
- Poststenotische Dilatation der Aorta ascendens.
- Bei linksventrikulärer Dilatation im Spätstadium Kardiomegalie.
- Bei begleitendem Mitralfehler Vergrößerung des linken Vorhofs.

- Erst spät Zeichen der Lungenstauung.
- Evtl. Klappenkalk in der Durchleuchtung.
- Karotispulskurve:
  - „Hahnenkammphänomen" durch Turbulenzen an der Klappe.
  - Verlängerte Austreibungszeit (über 0,3 s) und Verzögerung des Steilanstiegs.
- Linksherzkatheter:
  - Bestimmung des Druckgradienten durch Rückzugskurve aus dem linken Ventrikel in die Aorta und Berechnung der Klappenöffnungsfläche.
  - Bei höhergradiger Stenose ist die Sondierung des linken Ventrikels jedoch oft nicht möglich; dann evtl. transseptale Ventrikulographie.
  - Darstellung der Koronararterien.
  - Ausschluß einer kombinierten Aorteninsuffizienz durch Aortographie (Reflux?) und Beurteilung der Mitralklappe.

Differentialdiagnose

- Hypertrophische Kardiomyopathie (obstruktiv oder nicht obstruktiv).
- Aortensklerose.
- Ventrikelseptumdefekt.
- Aortenaneurysma.
- Pulmonalstenose.
- Mitralinsuffizienz.

Therapie

- Konservativ (bei Schweregrad I und II):
  - Körperliche Schonung.
  - Vorsichtiger Therapieversuch mit Nitraten.
  - Evtl. Digitalis, Diuretika.
  - Cave: Nachlastsenkung! Gefahr der akuten Koronarinsuffizienz durch Nifedipin.
- Operativ:
  - Bei Stenokardien, EKG-Veränderungen oder Druckgradient über 60 mm Hg.
  - Prothetischer Klappenersatz.
  - Möglichst nicht später als im Schweregrad III, da im klinischen Schweregrad IV die Operation eine hohe Letalität aufweist (besser erst konservativer Therapieversuch, um den Schweregrad IV in III zu überführen).
  - Postoperative Prognose um so besser, je kleiner präoperativ der linke Ventrikel war.
  - Neuerdings auch Klappensprengung mittels Ballonkatheter (Valvuloplastie).

Prognose

- Über einen langen Zeitraum weitgehend asymptomatisch (30 Jahre und mehr).
- Diagnosestellung meist um das 50. Lebensjahr, Tod im Mittel 5–10 Jahre danach ohne Therapie.
- Nach erstmaligen Zeichen einer kardialen Dekompensation mittlere Überlebenszeit nur noch ca. 2½ Jahre.
- Nicht selten plötzlicher Herztod (Rhythmusstörungen!).
- Somit Notwendigkeit einer frühzeitigen Diagnosestellung und ggf. operativen Therapie.

Definition/Ätiologie

- Schlußunfähigkeit der Aortenklappe.
- Meist rheumatische Genese.
- Sonstige Ursachen:
  - Bakterielle Endokarditis (relativ häufig), oft akuter Verlauf.
  - Medianekrose der Aorta.
  - Marfan-Syndrom.
  - Lues (heute selten) = Mesaortitis luica.
  - Dissezierendes Aneurysma der Aorta ascendens.

Pathophysiologie

- Aufgrund des hohen Druckgradienten über der Aortenklappe kann schon eine geringe Schlußunfähigkeit zu einem erheblichen Regurgitationsvolumen führen.
- Herzminutenvolumen kann zunächst konstant bleiben, da enddiastolisches Ventrikelvolumen und Schlagvolumen ansteigen, der periphere Widerstand abnimmt.
- Bei fortschreitender Aorteninsuffizienz und weiter steigendem enddiastolischem Ventrikelvolumen kommt es zu einer funktionellen Mitralstenose und durch Ventrikeldilatation zu einer relativen Mitralinsuffizienz.
- Der O_2-Verbrauch des Myokards steigt durch die Hypertrophie und Dilatation des linken Ventrikels an, die Koronarperfusion nimmt diastolisch infolge der Klappeninsuffizienz ab.
- Daraus resultiert ein Mißverhältnis von O_2-Verbrauch und O_2-Angebot mit Angina-pectoris-Beschwerden, auch ohne Koronarsklerose.

Klinik

- Häufiger bei Männern als bei Frauen.
- Anamnese:
  - Zunächst 10–20 Jahre lang Beschwerdefreiheit.
  - Diagnose wird oft aufgrund des Auskultationsbefundes oder bei einer Blutdruckmessung zufällig gestellt.
- Beschwerden im Schweregrad II–III:
  - Dyspnoe bei Belastung, leichte Ermüdbarkeit.
  - Pulssynchrones Klopfen im Hals und Kopf, Palpitationen.
  - Evtl. Stenokardien.
- Beschwerden im Schweregrad III–IV:
  - Stenokardien.
  - Symptome der Links- und später auch der Rechtsherzinsuffizienz.

- Hebender Herzspitzenstoß, nach links unten verlagert.
- Pulsus celer et altus (= „Wasserhammerpuls").
- Kapillarpuls.
- Pulsationen im Jugulum und pulsierende Karotiden.
- Hohe Blutdruckamplitude, wobei die Tiefe des diastolischen Blutdruckes gut mit dem Schweregrad der Insuffizienz korreliert.

Diagnose

- Auskultation:
  - Hochfrequentes diastolisches Decrescendo-Sofortgeräusch mit p. m. im 3. ICR links parasternal, im Sitzen lauter.
  - Unauffälliger 1. Herzton, abgeschwächter 2. Herzton.
  - Bei gleichzeitiger relativer Mitralstenose niederfrequentes spätdiastolisches „Austin-Flint-Geräusch" mit p. m. über der Herzspitze.
  - Oft lautes, spindelförmiges systolisches Strömungsgeräusch auch ohne begleitende Klappenstenose.
- EKG:
  - Zeichen der Linksherzhypertrophie mit linksventrikulären Repolarisationsstörungen.
  - Oft pathologischer Linkstyp.
  - Häufig AV-Überleitungsstörungen.
  - Erst spät Vorhofflimmern.
- Echokardiographie:
  - Diastolische Turbulenz im linksventrikulären Ausflußtrakt in der PW-Doppler-Echokardiographie.
  - Diastolischer Regurgitationsjet in den linken Ventrikel im CW-Doppler bzw. Farb-Doppler-Echokardiogramm.
  - Diastolisches Flattern des anterioren Mitralsegels und des Septums.
  - Hypertrophie und Dilatation des linken Ventrikels.
  - Systolisches Flattern der Aortensegel.
- Röntgenthorax:
  - Aortenkonfiguriertes Herz = „Holzschuhherz".
  - Prominenter Aortenknopf und dilatierter Aortenbogen; verstärkte Aortenpulsationen.
  - Evtl. Zeichen der Linksherzinsuffizienz (Lungenstauung).
  - In der Durchleuchtung oft Aortenklappenkalk.
- Karotispulskurve:
  - Fehlende oder abgeflachte Aortenklappenschlußinzisur.
  - Evtl. doppelgipflige Kurve, sattelförmig.
  - Schneller Steilanstieg mit raschem Druckabfall.

- Herzkatheter:
  - Hoher enddiastolischer Druck im linken Ventrikel, der sich um so mehr dem enddiastolischen Aortendruck annähert, je ausgeprägter die Insuffizienz ist.
  - Bestimmung des Regurgitationsvolumens durch Aortographie.
  - Evtl. erhöhte Drücke im rechten Herzen und kleinen Kreislauf.
  - Koronarangiographie präoperativ.

Differentialdiagnose

- Ductus arteriosus Botalli apertus.
- Aortopulmonales Fenster.
- Pulmonalklappeninsuffizienz.
- Hyperkinetisches Herzsyndrom, Hyperthyreose.

Therapie

- Konservativ:
  - Körperliche Schonung.
  - Glykoside und Diuretika bei kardialer Dekompensation.
  - Endokarditisprophylaxe (s. S. 145).
- Operativ:
  - Am besten im klinischen Schweregrad III und in Abhängigkeit von hämodynamischen Parametern; bei klinischem Schweregrad IV vorher konservativer Versuch der Rekompensation.
  - Prothetischer Klappenersatz.

Prognose

- Jahrzehntelanger Verlauf möglich.
- Nach erstmaliger kardialer Dekompensation und dem Auftreten von Angina pectoris Überlebenszeit von 2–4 Jahren ohne Therapie.

Definiton/Ätiologie

- Lumeneinengung der Trikuspidalklappe.
- Fast immer rheumatische Genese.
- Isoliert äußerst selten.
- Häufig kombiniert mit Mitralstenose.

Pathophysiologie

- Rechtsatriale Druckerhöhung bei einer Klappenöffnungsfläche unter $1,5\,cm^2$ (normal $7\,cm^2$).
- Entscheidend für das Krankheitsbild ist der hohe rechtsatriale Druck mit Einflußstauung.

Klinik

- Erhöhung des zentralen Venendruckes, obere und untere Einflußstauung.
- Zeichen der Rechtsherzinsuffizienz (Hepatomegalie, Ödeme, Aszites).
- Palpitationen; häufig Vorhofflimmern bei überdehntem rechtem Vorhof.
- Keine Zeichen einer pulmonalen Stauung.

Diagnose

- Auskultationsbefund:
  - Bei Sinusrhythmus lautes präsystolisches, bei Vorhofflimmern mehr mesodiastolisches Geräusch am linken unteren Sternumrand (Crescendo-Decrescendo), das bei Inspiration noch lauter wird.
- EKG:
  - Häufig Vorhofflimmern.
  - P-pulmonale.
  - Keine Zeichen der Rechtsherzbelastung.
- Röntgenthorax:
  - Dilatation des rechten Vorhofes mit gespreizter Trachealbifurkation.
- Echokardiographie:
  - Großer rechter Vorhof.
  - Verdickte Trikuspidalklappensegel.
  - Mehrfachechos bei Klappenkalk.
  - Gleichsinnige Bewegung des septalen Trikuspidalsegels.

- Rechtsherzkatheter:
  - Diastolischer Druckgradient über der Trikuspidalklappe bei simultaner Messung mit doppellumigem Katheter.
  - Druckgradient nimmt bei Inspiration zu.
  - Venenpulskurve mit deutlich erhöhter a-Welle.

Differentialdiagnose

- Tumor oder Thrombus im rechten Vorhof.
- Pericarditis constrictiva.

Definition/Ätiologie

- Schlußunfähigkeit der Trikuspidalklappe.
- Meist keine primäre Erkrankung der Trikuspidalklappe, sondern späte Folge eines vorgeschalteten anderen Klappenfehlers.
- Selten bei bakterieller Endokarditis (zentraler Venenkatheter, i. v. Drogenabusus).

Pathophysiologie

- Symptome sind überwiegend bestimmt durch das primäre Vitium (meist Mitralklappenfehler) und die konsekutiv aufgetretene pulmonale Stauung.
- Kommt es dann zu einer rechtsventrikulären Insuffizienz mit relativer Trikuspidalinsuffizienz, nimmt die pulmonale Stauung mit ihrer Symptomatik ab (Dyspnoe, Röntgenbild usw.).

Klinik

- Abdominelle Beschwerden wie Völlegefühl, Meteorismus, Schmerzen im Bereich der geschwollenen Leber.
- Zeichen der Rechtsherzinsuffizienz, obere und untere Einflußstauung.
- Systolischer Venen- und Leberpuls.

Diagnose

- Auskultation:
  - Holosystolisches Geräusch mit p. m. über dem unteren Sternum, das jedoch bei schwerer Trikuspidalinsuffizienz fehlen kann.
  - Lauterwerden des Geräusches bei Inspiration.
  - Evtl. 3. Herzton.
- EKG:
  - Häufig Vorhofflimmern.
  - Veränderungen entsprechend den begleitenden Vitien.
- Venenpulskurve:
  - v-Welle = positiver Venenpuls.
- Echokardiographie:
  - Nachweis einer Regurgitation vom rechten Ventrikel in den rechten Vorhof und beide Hohlvenen in der Doppler-Echokardiographie.
  - Großer rechter Ventrikel und rechter Vorhof.
  - Evtl. Klappenvegetationen.

- Röntgenthorax:
  - Starke Vergrößerung des rechten Vorhofes und des rechten Ventrikels.

- Rechtsherzkatheter:
  - Erhöhter mittlerer Druck im rechten Vorhof.
  - Erhöhte v-Welle, die gleichzeitig mit der rechtsventrikulären Systole auftritt.

Differentialdiagnose

- Morbus Ebstein.
- Trikuspidalfehler bei Karzinoidsyndrom.
- Mitralklappeninsuffizienz.
- Vorhoftumor (Myxom!).

Therapie

- Behandlung des vorgeschalteten Vitiums.
- Evtl. operativer Ersatz der Trikuspidalklappe oder Rekonstruktion mit Anuloraphie.

Definition/Ätiologie

- Schlußunfähigkeit der Pulmonalklappe.
- Selten isoliert.
- Häufigste Ursache ist eine Endokarditis.
- Auch sekundär als relative Pulmonalinsuffizienz bei pulmonaler Hypertonie unterschiedlicher Ursache.

Pathophysiologie

- Die Pulmonalklappeninsuffizienz führt mit ihrer Regurgitation zur Hypertrophie und Dilatation des rechten Ventrikels.

Diagnose

- Auskultation:
  - 1. Herzton unauffällig.
  - Lautes, hochfrequentes diastolisches Geräusch mit p. m. im 2.–3. ICR links parasternal, das bei Inspiration lauter wird.
  - Gespaltener 2. Herzton.
  - Bei relativer Pulmonalklappeninsuffizienz niederfrequentes Crescendo-Decrescendo-Diastolikum.
  - Bei sekundärer Pulmonalinsuffizienz im Gefolge einer Mitralstenose = Graham-Steel-Geräusch.
- EKG: Zeichen der Rechtsherzbelastung, Rechtsschenkelblock.
- Echokardiographie:
  - Großer rechter Ventrikel.
  - Paradoxe systolische Septumbeweglichkeit zum rechten Ventrikel.
- Röntgenthorax:
  - Zeichen der Rechtsherzdilatation und -hypertrophie.
  - Dilatation der Pulmonalarterien.
  - Stark prominenter Hilus.

Differentialdiagnose

- Aortenklappeninsuffizienz.

Therapie

- In erster Linie Behandlung der verursachenden Erkrankung. Pulmonalstenose: s. S. 218f).

Primäre Kardiomyopathien

Definition

- Herzerkrankungen unklarer Ätiologie auf dem Boden von Veränderungen im Myokard und/oder Endokard.
- Herzmuskelerkrankungen, die nicht vaskulär, hypertensiv, pulmonal, valvulär, durch kongenitale Vitien oder Tumoren bedingt sind.
- Trotz unbekannter Ätiologie charakteristische hämodynamische und morphologische Befunde der Herzmuskeldysfunktion.

Klassifikation

- Dilatative (kongestive) Kardiomyopathie (DCM):
  zunehmende Dilatation des linken und rechten Ventrikels mit Störung der systolischen Ventrikelfunktion („systolischer Pumpfehler") und Entwicklung einer Stauungsherzinsuffizienz infolge degenerativer Veränderungen der Herzmuskelzellen mit nachfolgender interstitieller Fibrose und Hypertrophie.
- Hypertrophe Kardiomyopathie:
  - Obstruktiv (HOCM): dysproportionale Hypertrophie des linken Ventrikels mit typischer Beteiligung des Septums und konsekutiver Obstruktion der Ausflußbahn; dadurch Störung der Ejektion mit Auftreten eines intraventrikulären Druckgradienten (früher als idiopathische hypertrophische Subaortenstenose = IHSS oder als asymmetrische Septumhypertrophie bezeichnet). Anatomisch findet sich eine Texturstörung des Myokards mit abnormer Anordnung und bizarrem Verlauf der Muskelfaserbündel sowie mit verbreiterten Bindegewebssepten.
  - Nicht obstruktiv (HNCM): konzentrische diffuse Hypertrophie des gesamten linken Ventrikels ohne Ausflußbahn-Druckgradienten bei normalem oder vermindertem Volumen („diastolischer Füllungsfehler").
- Restriktive (obliterative) Kardiomyopathie:
  seltene Erkrankung mit diastolischer Füllungsbehinderung eines oder beider Ventrikel aufgrund von endomyokardialem Narbengewebe mit fortschreitender Obliteration der Ventrikelhöhlen (Endocarditis parietalis fibroplastica Löffler, Endomyokardfibrose); keine primäre Erkrankung des Myokards, sondern des Endokards (eosinophile Endomyokarderkrankung).
- Latente (nicht klassifizierbare) Kardiomyopathie: Begriff für Frühformen insbesondere der dilatativen Kardiomyopathie bzw. nicht sicher einzuordnende Formen.

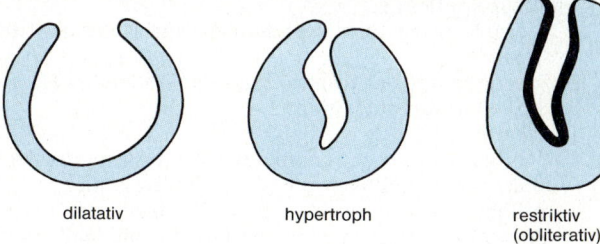

dilatativ   hypertroph   restriktiv
                                       (obliterativ)

Abb. 28 Schematische Darstellung der Form des linken Ventrikels bei den verschiedenen Typen der Kardiomyopathie.

Klinik/Diagnose

- Dilatative Kardiomyopathie:
  – Häufigkeitsgipfel im 3. und 4. Lebensjahrzehnt, Männer bevorzugt.
  – Symptome und Beschwerden:
    1. Herzinsuffizienz: Zyanose, Belastungsdyspnoe, Ruhedyspnoe, Orthopnoe, Asthma cardiale, in fortgeschrittenen Fällen Ödeme.
    2. Herzrhythmusstörungen: Palpitationen und Synkopen als Ausdruck von Tachykardien und Extrasystolen.
    3. Präkordiale Schmerzsensationen unspezifischer Art.
    4. Arterielle Embolien, ausgehend von intrakardialen Thromben.
    5. Auskultation: Galopprhythmus mit 3. und/oder 4. Herzton und häufig systolischem Geräusch im Sinne einer relativen Mitralinsuffizienz.
  – EKG:
    1. Keine spezifischen EKG-Veränderungen.
    2. Häufig (30–40%) kompletter Linksschenkelblock, seltener andere Schenkelblockbilder.
    3. AV-Blockierungen.
    4. Herzrhythmusstörungen mit supraventrikulären und ventrikulären Extrasystolen und Tachykardien abhängig vom Ausmaß der myokardialen Dysfunktion.
    5. Unspezifische, diffuse Repolarisationsstörungen.
  – Röntgenthorax:
    1. Deutliche allseitige Herzvergrößerung als Leitsymptom, meist überwiegende Vergrößerung der linken Herzabschnitte.
    2. Im weiteren Verlauf pulmonale Stauungszeichen.

– Echokardiographie:
1. Vergrößerung aller Herzhöhlen mit Betonung des linken Ventrikels.
2. Verringerung der Kontraktionsamplituden der Herzwände.
3. Kein Hinweis auf Vitium.
– Herzkatheter:
1. Rechtsherz-Einschwemmkatheter: Messung der Hämodynamik zur Objektivierung des Schweregrades; typisch sind erhöhte Füllungsdrücke, HMV in Ruhe oft noch normal, später erniedrigt; Anstieg der Drücke und inadäquates HMV bei Belastung.
2. Linksherzkatheter: in erster Linie aus differentialdiagnostischer Erwägung zum Ausschluß einer Koronarkrankheit, zur sicheren Diagnose jedoch unumgänglich; typisches ventrikulographisches Bild des allseits hypokinetischen, dilatierten linken Ventrikels bei weiten, nicht stenosierten Koronararterien.
– Myokardbiopsie: in Einzelfällen zur differentialdiagnostischen Klärung notwendig.

● Hypertrophe obstruktive und nicht obstruktive Kardiomyopathie:
– Häufigkeitsgipfel im 3. und 4. Lebensjahrzehnt, familiäre Disposition.
– Symptome und Beschwerden:
1. Belastungsdyspnoe, anginöse Beschwerden, Schwindel, rasche Ermüdbarkeit.
2. Herzrhythmusstörungen als Ursache für Synkopen und plötzliche Todesfälle (Sportler!), meist bei HOCM.
3. Auskultation: spindeliges systolisches Geräusch links parasternal ohne Fortleitung mit Verstärkung durch Valsalva-Preßmanöver (HOCM).
– EKG:
1. Linkshypertrophiezeichen.
2. Pseudoinfarktbilder mit pathologischen Q-Zacken.
3. Herzrhythmusstörungen.
– Karotispulskurve: systolische Doppelgipfligkeit als Ausdruck der Ausflußbahnobstruktion („Krebsscherenphänomen) bei HOCM.
– Röntgenthorax: Linksherzvergrößerung.
– Echokardiographie: wegweisende diagnostische Maßnahme bei der hypertrophen Kardiomyopathie wegen ihrer pathognomonischen Befunde:
1. HOCM: Nachweis der asymmetrischen Septumhypertrophie (enddiastolische Septumdicke über 12 mm).
2. Ausmaß der Obstruktion durch typische systolische Vorwärtsbewegung der Mitralsegel abschätzbar (systolic anterior

movement: SAM); Provokation des SAM und der Obstruktion durch Nitrate.
3. HNCM: konzentrische Hypertrophie ohne Obstruktion der Ausflußbahn des linken Ventrikels.
4. Linker Ventrikel bei beiden Formen meist klein.
– Herzkatheter:
1. Intrakardiale Druckmessung: Nachweis eines unmittelbar subaortal gelegenen Druckgradienten während der Systole (HOCM).
2. Ventrikulographie: Hypertrophie des Septums und Abschnürung der Ausflußbahn sichtbar.
- Restriktive (obliterative) Kardiomyopathie:
– Als Endomyokardfibrose in Afrika häufige Form der primären Kardiomyopathie.
– Symptome:
1. Zeichen der Rechts- und/oder Linksherzinsuffizienz.
2. Auskultation: Galopprhythmus und systolisches Geräusch durch Regurgitation.
3. Zwei Verlaufsformen: Obliterativ mit Fibrosierung des Ventrikelkavums und dilatativ mit den Zeichen der Hypertrophie.
– EKG:
1. Schenkelblockbilder.
2. Hypertrophiezeichen.
3. Repolarisationsstörungen.
– Röntgenthorax: Kardiomegalie.
– Echokardiographie: Hypertrophie bzw. Obliteration des Ventrikelkavums.
– Herzkatheter:
1. Betonte a-Wellen in der Vorhofdruckkurve.
2. Frühdiastolischer „Dip" mit anschließender Plateaubildung als Folge der verminderten Dehnbarkeit des Herzens.
– Myokardbiopsie.
- Latente Kardiomyopathie:
– Mögliches Vorstadium einer dilatativen oder hypertrophen Kardiomyopathie:
– Symptome: uncharakteristisch mit Palpitationen, Belastungsdyspnoe, Leistungsminderung.
– EKG: häufig Linksschenkelblock und Repolarisationsstörungen.
– Röntgenthorax und Echokardiographie: Normalbefunde.
– Herzkatheter:
1. Ausschluß einer koronaren Herzkrankheit.
2. Herzminutenvolumen in Ruhe und Belastung normal; erhöhte linksventrikuläre Füllungsdrücke bei Belastung.

Therapie

- Dilatative Kardiomyopathie (DCM):
  - Symptomatische Therapie zur Besserung der Stauungserscheinungen, kausaler Ansatzpunkt bisher nicht möglich.
  - Allgemeinmaßnahmen zur körperlichen Schonung, Kochsalzrestriktion und geregelte Lebensführung.
  - Digitalis.
  - Diuretika bei Stauungssymptomen.
  - Vasodilatatoren, vorzugsweise Nitrate; im weiteren Verlauf auch arteriell wirksame Substanzen, z. B. ACE-Hemmer.
  - Antikoagulation bei stärkerer Herzvergrößerung zur Prophylaxe thromboembolischer Komplikationen.
  - Antiarrhythmika nur bei hämodynamischer Indikation zur Verbesserung der Pumpfunktion oder bei drohendem plötzlichen Herztod (cave: negative Inotropie!).
  - Herztransplantation muß im Endstadium bei noch jüngeren Patienten erwogen werden.
- Hypertrophe obstruktive (HOCM) und nicht obstruktive (HNCM) Kardiomyopathie:
  - Vermeidung positiv inotroper Substanzen (z. B. Herzglykoside), die die Ausflußbahnobstruktion bzw. die abnorme Ventrikelfunktion verstärken.
  - Betarezeptorenblocker zur Besserung von Angina pectoris und Belastungsdyspnoe, z. B. Propranolol $3 \times 20–80$ mg/d.
  - Calciumantagonisten als Alternative, z. B. Verapamil $3 \times 80–160$ mg/d (kein Nifedipin, Gefahr der akuten Koronarinsuffizienz!).
  - Im Stadium der kardialen Dekompensation: Diuretika und vorsichtig Herzglykoside.
  - Operation bei therapieresistenten Fällen von HOCM: transaortale Myotomie, septale Myektomie.
- Restriktive (obliterative) Kardiomyopathie:
  - Behandlung der Herzinsuffizienz nach üblichen Kriterien.
  - Antikoagulation.
- Latente Kardiomyopathie:
  Keine spezifische Therapie erforderlich.

Prognose

- DCM:
  - Meist jahre- bis jahrzehntelanger Verlauf, allerdings zunächst asymptomatisch.
  - Zunehmende Verschlechterung der Prognose nach Auftreten einer Stauungsherzinsuffizienz.
  - Bei therapierefraktärer kardialer Dekompensation ist die Lebenserwartung in der Regel auf Wochen bis Monate verkürzt.
  - Todesursache meist irreversibles myokardiales Versagen, seltener Herzrhythmusstörungen.
- HOCM und HNCM:
  - Verlauf meist stabil und langsam progredient über Jahrzehnte.
  - Prognose der obstruktiven Form schlechter (plötzliche Todesfälle bei Sportlern).
  - Als Warnsymptome gelten tachykarde Herzrhythmusstörungen und das Auftreten einer Lungenstauung.
- Restriktive CM:
  - Wechselnder Verlauf, sowohl rasch progredient als auch protrahiert.

Sekundäre Kardiomyopathien

- Herzmuskelerkrankungen bekannter Ursache bzw. Miterkrankung des Myokards im Rahmen unterschiedlicher Grundleiden ohne einheitliches makromorphologisches Erscheinungsbild.

Einteilung/Ätiologie

- Entzündliche Kardiomyopathie – Myokarditis (s. S. 134–137).
- Metabolische Kardiomyopathie – Stoffwechselstörungen.
  - Störungen des Kohlenhydratstoffwechsels.
  - Störungen des Eiweißstoffwechsels.
  - Störungen des Fettstoffwechsels.
  - Hormonale Störungen.
  - Störungen des Vitaminstoffwechsels.
  - Störungen des Mineralstoffwechsels.
- Toxische Kardiomyopathien:
  - Alkohol.
  - Kobalt.
- Medikamentös-toxische Kardiomyopathien:
  - Zytostatika:
    1. Anthracycline (Doxorubicin).
    2. Nicht-Anthracycline (Cyclophosphamid u. a.).
  - Psychopharmaka:
    1. Trizyklische Antidepressiva.
    2. Lithium.
- Myopathien und Neuromyopathien.
- Physikalisch bedingte Kardiomyopathien:
  - Bestrahlung des Herzens.
  - Trauma des Herzens.

Klinik/Diagnose

- Krankheitsverlauf häufig stärker von der Progression des Grundleidens als von der Myokardbeteiligung abhängig.
- Klinisches Bild mit verschiedenen, meist tachykarden Herzrhythmusstörungen und der beginnenden oder fortgeschrittenen Herzinsuffizienz steht in der Regel im Vordergrund.
- Herzkatheter mit Myokardbiopsie in vielen Fällen diagnostisch wegweisend.

Spezielle Verlaufsformen

- Alkoholische Kardiomyopathie:
  - Myokardschädigung durch chronischen Alkoholabusus, offenbar unabhängig von Thiaminmangel und nutritiven Störungen.
  - Pathophysiologisches Bild entspricht der dilatativen Kardiomyopathie.
  - Prognose in Spätstadien schlecht, in Frühstadien Besserung durch Karenz der Noxe.
- Anthracycline:
  - Kardiomyopathie vom dilatativen Typ, in der Regel nach Überschreiten einer Adriamycin-Gesamtdosis von 500 mg/m^2 Körperoberfläche.
  - Prognose schlecht.
- Röntgenbestrahlung:
  - Nach einmaliger Bestrahlung mit 2000–3000 rd Entwicklung einer mikrozirkulatorischen Koronarinsuffizienz mit sekundärer interstitieller Fibrose.
- Trauma (Contusio cordis):
  - Kleinere oder größere Blutungen im Herzmuskel mit konsekutiver Nekrose und Vernarbung; posttraumatisches Narbenherz.

Therapie

- Kausale Therapie abhängig vom Grundleiden.
- Symptomatische Therapie:
  - Behandlung der Herzinsuffizienz: körperliche Schonung, Digitalis, Diuretika.
  - Behandlung von Herzrhythmusstörungen: Antiarrhythmische Therapie nur bei komplexen malignen Arrhythmien, Nutzen umstritten.

Rheumatoide Arthritis (chronische Polyarthritis)

Pathologie

- Granulome, fibrinoide Nekrosen und Fibrosierungen im Myokard, Endokard und Perikard, besonders an der Herzbasis; Verkalkungen mit Stenoseausbildung sind besonders an der Aorten- und Mitralklappe möglich.

Klinik

- In über 50% kardiale Beteiligung, oft asymptomatisch.
- Meist steht das Bild einer chronischen Herzinsuffizienz im Vordergrund.
- Seltener rheumatoide Perikarditis mit oder ohne Perikarderguß.
- Als Spätkomplikation evtl. Pericarditis constrictiva.
- EKG: AV-Blockierungen.
- Klappenvitien, besonders kombiniertes Aorten- und Mitralklappenvitium.
- Koronariitis mit Angina pectoris und evtl. Myokardinfarkt.

Lupus erythematodes

Pathologie

- = „Atypische verruköse Endokarditis Libman-Sacks".
- Flache warzenförmige Klappenvegetationen, nur selten am freien Endokard.
- Klappen des rechten und linken Herzens gleich häufig befallen, oft kombiniert.
- Häufig auch fibrinöse Perikarditis, auch Myokarditis.

Klinik

- In über 50% kommt es zu kardialer Manifestation.
- Meist akute Perikarditis mit und ohne Perikarderguß (LE-Zellen im Punktat!).
- Gelegentlich Klappenvitien mit geringen hämodynamischen Auswirkungen.
- In 20–30% der Fälle Lupus-Myokarditis mit Kardiomegalie und Herzinsuffizienz, EKG-Veränderungen und Herzrhythmusstörungen.

- Seltener koronare Vaskulitis mit Angina pectoris und evtl. Herzinfarkt oder aber im Sinn einer „Small-vessel-disease".

Sklerodermie

Pathologie

- Gefäßschädigung der Arteriolen und Kapillaren mit konsekutiver Gewebshypoxie, keine groben Gefäßveränderungen, sondern „Small-vessel-disease".
- Diffus verstreute Narben am Myokard beider Ventrikel.
- Selten pulmonale Hypertonie mit Cor pulmonale.

Klinik

- In 40–80% der Fälle kardiale Manifestation.
- Ausgesprochen therapieresistente Herzinsuffizienz durch Myokardschädigung oder Cor pulmonale.
- Häufig Herzrhythmusstörungen (VES und interventrikuläre Leitungsstörungen), Angina pectoris, plötzlicher Herztod.

Periarteriitis nodosa (Panarteriitis nodosa)

Pathogenese

- Entzündung der kleinen Arterien und Arteriolen.
- Kardiale Schädigung durch Koronariitis oder durch schwere komplizierende Hypertonie bei Nierenbeteiligung.

Klinik

- Herzbeteiligung in 50–80%.
- Kardiomegalie und Herzinsuffizienz.
- Selten Angina pectoris, häufig stumme Infarkte.

Dermatomyositis (Polymyositis)

Pathologie

- Entzündliche Degeneration vorwiegend der quergestreiften Skelettmuskulatur.
- Selten viszerale Beteiligung mit kardialer Manifestation.

Klinik

● Wie bei Kardiomyopathie.

Therapie bei Kollagenosen

● Entsprechend der Grunderkrankung: Corticoide, Immunsuppressiva, Zytostatika, Antiphlogistika.
● Kardial symptombezogen.

Allgemeines

- Systemerkrankung des mesenchymalen Gewebes mit granulomatöser epitheloidzelliger Entzündung.
- In ca. 10% Befall des Herzens klinisch nachweisbar, pathologisch-anatomisch in ca. 25%.

Pathologie

- Granulomatöse Infiltrationen des Myokards, selten des Endokards, besonders im Ventrikelseptum mit häufiger Schädigung des Erregungsleitungssystems.
- Später Myokardfibrose mit Herzdilatation durch bindegewebigen Ersatz der Granulome.
- Bei Lungensarkoidose pulmonale Hypertonie mit Cor pulmonale.

Klinik

- Oft therapieresistente Herzinsuffizienz bei diffusem ausgedehntem Myokardbefall.
- EKG:
  - AV-Überleitungsstörungen, Schenkelblockbilder.
  - VES.

Diagnose

- Schwierig, wenn kardiale Symptome im Vordergrund stehen und die Sarkoidose als systemische Grunderkrankung noch nicht bekannt ist.
- Myokardbiopsie.
- Serologische Hinweise auf eine Sarkoidose.

Therapie

- Corticosteroide.
- Schrittmacherimplantation bei höhergradiger AV-Blockierung (s. S. 232f).

Prognose

- Bei Herzbefall deutliche Verschlechterung der Prognose.
- Patienten sterben meist unter dem Bild des plötzlichen Herztodes.
- Zwei Jahre nach Auftreten der ersten kardialen Symptome leben nur noch 25% der Patienten.

Hyperthyreose

Allgemeines

- Die Auswirkungen am kardiovaskulären System sind oft erster Hinweis auf die Diagnose einer Hyperthyreose, unabhängig von deren Genese.
- Eine kardiale Dekompensation wird in ca. 30% der Fälle beobachtet.

Pathogenese

- Direkter inotroper und chronotroper Effekt der Schilddrüsenhormone, evtl. auch erhöhte Katecholaminempfindlichkeit.

Klinik

- Hyperkinetische Kreislaufsituation (hohes HMV, Sinustachykardie, Pulsus celer et altus, erhöhter systolischer Blutdruck mit großer Blutdruckamplitude = „Wasserhammerpuls", lauter 1. Herzton, systolisches Austreibungsgeräusch).
- Herzrhythmusstörungen:
  - Vorhofflimmern/-flattern.
  - Knotentachykardien.
  - VES.
- Herzinsuffizienz (= Basedow-Herz): Besonders bei älteren Patienten und bei bereits bestehender kardialer Erkrankung.

Therapie

- Normalisierung der hyperthyreoten Stoffwechsellage mit Thyreostatika, Radiojodtherapie oder Operation.
- Bei Herzinsuffizienzzeichen Diuretika und Digitalis (oft erst in hoher Dosierung effektiv!).
- Bei tachykarden Herzrhythmusstörungen Betablocker.

Hypothyreose

Pathogenese

- Mucoide Degeneration des Myokards (= Myxödemherz).

Klinik

- Erniedrigtes Herzminutenvolumen mit Bradykardie und geringer Steigerungsfähigkeit bei Belastung.
- Kardiomegalie.
- Häufig Perikarderguß bei erhöhter Kapillarpermeabilität.
- EKG:
  - Sinusbradykardie.
  - Niedervoltage.
  - T-Wellen-Abnormitäten.
  - PQ-Verlängerungen (AV-Blockierungen auch höheren Grades).
- Oft Koronarsklerose bei begleitender Hypercholesterinämie; häufig ohne Angina pectoris, solange die Hypothyreose fortbesteht.

Therapie

- Einschleichende, vorsichtige Hormonsubstitution unter scharfer Frequenz- und EKG-Kontrolle, da bei Koronarsklerose mit Angina pectoris und Myokardinfarkt gerechnet werden muß.
- Bei Herzinsuffizienz Digitalis und Diuretika.

Diabetes mellitus

Pathogenese

- Wesentliche Ursache einer schweren und oft früh beginnenden Koronarsklerose.
- Koronarsklerose besonders an den größeren Gefäßen, jedoch auch als „Small-vessel-disease".
- Auch durch interstitielle Glykoproteinablagerungen direkte Myokardschädigung mit Herzinsuffizienz („diabetische Kardiomyopathie") möglich.

Klinik

- Schneller Verlauf der Koronarsklerose besonders bei diabetischen Frauen mit niedrigem HDL-Cholesterinspiegel und mit Adipositas.
- Häufig stumme Myokardinfarkte.

Prognose

- Diabetikerinnen sterben dreimal häufiger am Myokardinfarkt als Nichtdiabetikerinnen, männliche Diabetiker zweimal häufiger.

Karzinoidsyndrom

Pathogenese

- Anfallsweise Freisetzung von Serotonin aus Magen-Darm-Karzinoiden und von Bradykinin aus Lebermetastasen.
- Kardiale Manifestation erst bei fortgeschrittenen Karzinoiden in Form fokaler oder diffuser Ansammlungen von fibrotischem Material auf der Endokardoberfläche, besonders im rechten Vorhof und rechten Ventrikel und an den Klappen des rechten Herzens (oft Pulmonalklappenstenosen oder Trikuspidalinsuffizienz).

Klinik/Diagnose

- Auskultationsbefund einer Pulmonalstenose oder Trikuspidalinsuffizienz.
- Anfallsweise Blutdruckanstieg, Tachykardien, Diarrhöen, Flush-Symptomatik und pulmonale Spastik.
- Rechtsherzinsuffizienz mit Hepatomegalie und Ödemen.
- Vermehrte Ausscheidung von 5-Hydroxyindolessigsäure im Urin.

Akromegalie (hypophysärer Riesenwuchs)

Pathogenese

- Überproduktion von Wachstumshormon bei eosinophilem Granulom der Hypophyse.

Klinik

- Myokardhypertrophie (Herzgewicht bis über 1000 g), Hypertonus, Herzinsuffizienz.
- Schwere koronare Herzkrankheit.

Phäochromozytom

Pathogenese

- Gesteigerte Freisetzung von Katecholaminen (besonders von Noradrenalin) aus neurogenen Tumoren.

Klinik

- Blutdruckerhöhung, anfallsweise auftretend oder persistierend.
- Im Anfall Gefahr der akuten Linksherzdekompensation bis zum Lungenödem und Myokardinfarkt.
- Zephalgien, Schwitzen, innere Unruhe, Diuresesteigerung.
- Laborchemischer Nachweis einer erhöhten Ausscheidung von Katecholaminen und deren Metaboliten (Vanillinmandelsäure).

Cushing-Syndrom

Pathogenese

- Gesteigerte Cortisolbildung durch bilaterale Nebennierenrindenhyperplasie, Nebennierenrindenadenom, Nebennierenrindenkarzinom oder paraneoplastisch.

Klinik

- Hypertonus.
- Diabetes mellitus (Steroiddiabetes), Hypercholesterinämie.
- Infolge dieser Risikofaktoren häufig koronare Herzkrankheit und apoplektischer Insult.

Primärer Hyperaldosteronismus (Conn-Syndrom)

Pathogenese

- Erhöhte Aldosteronproduktion bei Nebennierenrindenadenom oder bilateraler Nebennierenrindenhyperplasie.

Klinik

- Arterieller Hypertonus (gutartiger als beim Cushing-Syndrom).
- Elektrolytveränderungen mit Hypernatriämie, Alkalose und Hypokaliämie (EKG!).

Nebennierenrindeninsuffizienz (Morbus Addison)

Pathogenese

- Ausfall der Mineralocorticoide und der Glucocorticoide.

Klinik

- Hypotonie bei mangelndem Gefäßtonus und Hyponatriämie mit Hypovolämie.
- Ausgeprägter orthostatischer Blutdruckabfall.
- Hyperkaliämie (EKG!).

Unterernährung

Pathogenese

- Führt – vor allem bei Eiweißmangel – zu fibrosierender Myokarddegeneration und Myokardatrophie mit Abnahme des Herzgewichtes.

Klinik

- Kleines Herz mit erniedrigtem HMV.
- Hypotonie, ausgeprägte Orthostasereaktion.
- Eingeschränkte Herzleistungsbreite.

Kobalt-Bier-Kardiomyopathie

Pathogenese

- Kobalt ist in Verbindung mit Alkoholgenuß kardiotoxisch.

Klinik

- Kardiomegalie mit rasch progredienter Herzinsuffizienz.
- Polyzythämie.

Beriberi

Pathogenese

- Thiamin-(= VitaminB$_1$-)Mangel; (s. S. 176).
- Metabolisch-energetische Herzinsuffizienz mit Myokardödem.

Klinik

- Kardiomegalie mit Rechts- und Linksherzinsuffizienz.
- Zufuhr von Thiamin führt zu einer raschen Besserung.

Glykogenspeicherkrankheit (Pompesche Krankheit)

Pathogenese

- Anhäufung von Glykogen in den Organen und somit auch im Myokard (Kardiomyopathie).

Klinik

- Beginn in frühester Kindheit mit Luftnot, Zyanose, Tachykardie und Atemwegsinfekten.
- EKG: Linkshypertrophiezeichen.
- Röntgenthorax: Kardiomegalie und pulmonale Stauung.
- Echokardiographie: Verdickung des Septums und der Kammerwände.
- Diagnose durch Myokardbiopsie.

Kongenitale noduläre Glykogeninfiltration (Rhabdomyom)

Pathogenese

- Glykogen in Form von solitären oder multiplen „Tumoren" im Septum interventriculare.

Klinik

- Beginn meist in frühester Kindheit.
- Schlechte Prognose mit plötzlichem Herztod, meist schon in der Kindheit durch Arrhythmien oder AV-Blockierungen.

Polysaccharidstoffwechselstörung

Pathogenese

- Anhäufung von Polysacchariden im Myokard.

Klinik

- Kardiomegalie, Dyspnoe, Palpitationen.
- Häufige Kombination mit Leberzirrhose.
- Kardiomyopathie, Leitungsstörungen.

Sandhoffsche Krankheit

Pathogenese

- Störung des Glykosphingolipidstoffwechsels mit Endokard-Fibroelastose, Mitralklappenveränderungen und Koronarstenosen.

Klinik

- Kardiomegalie mit biventrikulärer Herzinsuffizienz (Kardiomyopathie).

Hurler-Syndrom (Mukopolysaccharidose Typ I = Gargoylismus)

Pathogenese

- Angeborener Stoffwechseldefekt mit Glykogenproteinablagerungen in den Organen.

Klinik

- Globale Kardiomegalie (Kardiomyopathie).
- Anämie, Hypoproteinämie, Thoraxdeformierungen, Lungenerkrankungen.
- Auftreten in früher Kindheit.

Refsumsches Syndrom

Pathogenese

- Angeborene Lipidstoffwechselstörung, die zu Atrophie und Fibrose der autonomen Nerven, des Sinusknotens und des His-Bündels mit gleichzeitiger Aufquellung durch Phytansäureablagerungen führt.

Klinik

- Adams-Stokes-Anfälle, plötzlicher Herztod.
- EKG: Leitungsstörungen, QT-Verlängerung, totaler AV-Block.

Hämochromatose

Pathogenese

- Massive Eisenablagerungen in allen Organen; besonders beim männlichen Geschlecht.
- Ablagerungen im Myokard werden in ca. 25% der Fälle symptomatisch.

Klinik

- Schwere biventrikuläre kardiale Dekompensation mit Kardiomegalie (Kardiomyopathie).

Amyloidose

Allgemeines

- Die senile kardiale Amyloidose mit Amyloidablagerungen in geringen Mengen ist bei alten Patienten sehr häufig, jedoch selten symptomatisch.
- Wichtiger ist die systemische Amyloidose, dabei Herzbeteiligung in weit über 50% der Fälle.

Pathogenese

- Diffuse oder fokale Amyloidablagerungen im Myokard, Endokard und Perikard, an den Herzklappen, im Erregungsleitungssystem und in den Koronargefäßen.

Klinik

- Therapierefraktäre Herzinsuffizienz (Kardiomyopathie).
- Perikarderguß.
- EKG:
  - Niedervoltage.
  - Leitungsstörungen.
  - Herzrhythmusstörungen.
- Echokardiographie:
  - Ventrikel vergrößert.
  - Evtl. Perikarderguß.
- Erhöhter enddiastolischer Ventrikeldruck bei normalem enddiasto-lischem Ventrikelvolumen; Herzschlagvolumen und Ejektionsfraktion können erniedrigt sein.
- Diagnosesicherung durch Schleimhautbiopsie.

Therapie

- Entsprechend der Grunderkrankung.
- Kardial symptombezogen.

Progressive Muskeldystrophie

Pathogenese

- Mehrere Muskelerkrankungen, die progredient sind, vererbt werden und auf einem rein degenerativen, nicht entzündlichen Zerfall der Skelettmuskulatur beruhen, ohne Zeichen einer Beteiligung des Nervensystems.
- Fast immer Herzbeteiligung mit Verfettung, Degeneration und Fibrose des Myokards, besonders im posterolateralen Anteil des linken Ventrikels.
- Degenerative Veränderungen der kleinen myokardialen Koronargefäße.

Klinik

- EKG (= Duchenne-EKG): Schlanke, hohe R-Zacken rechts präkordial, inkompletter Rechtsschenkelblock, tiefe und breite Q-Zacken in den Extremitätenableitungen und linkspräkordial, entsprechend einem relativen Verlust von elektrischer Aktivität im posterobasalen Bereich.
- Häufig Herzrhythmusstörungen, besonders Tachyarrhythmien.
- Echokardiographie: regionale Funktionsstörung im posterobasalen Bereich, erst spät globale Minderung der Kontraktionskraft.

Therapie

- Symptomatisch.

Myotonische Muskeldystrophie (Dystrophia myotonica)

Pathogenese

- Fortschreitender degenerativ-dystrophischer Muskelzerfall.
- Vererbbar, Beginn meist zwischen dem 20. und 40. Lebensjahr.
- Überwiegende Schädigung des Reizleitungssystems, selten des Myokards.

Klinik

- AV-Überleitungsstörungen bis hin zum Adams-Stokes-Anfall.
- EKG:
  - AV-Überleitungsstörungen.
  - Schenkelblockbilder.

Therapie

- Schrittmacherimplantation bei höhergradigen AV-Blockierungen (s. S. 233 f).

Friedreichsche Ataxie

Pathogenese

- Vererbliche progressive Degeneration der Hinterwurzeln und der Hinterstränge des Rückenmarks, besonders im Zervikalbereich; Kleinhirnatrophie.
- Manifestation meistens vor der Pubertät und Progredienz über 30–40 Jahre.
- In über 90% der Fälle Herzbeteiligung mit Degeneration von Myokardzellen und Zunahme von interstitiellem Bindegewebe.

Klinik

- Hypertrophie beider Ventrikel, links mehr als rechts.
- „Small-vessel-disease" ohne Befall der großen Koronargefäße.
- EKG:
  - Erregungsrückbildungsstörungen.
  - Linkshypertrophiezeichen.
  - Herzrhythmusstörungen.
- Echokardiographie: hypertrophe Kardiomyopathie mit und ohne Obstruktion.

Prognose

- Die Herzbeteiligung ist progredient und in etwa 50% der Fälle die Todesursache, meist als biventrikuläre kardiale Dekompensation.

Myasthenia gravis

Pathogenese

- Herzbeteiligung selten, meist nur bei Nachweis von Thymomen.

Klinik

- EKG:
  - Leitungsstörungen.
  - Herzrhythmusstörungen.
- Echokardiographie: regionale Hypokinesien des linken Ventrikels ohne globale Veränderungen.

Chronische Anämie

Pathogenese

- Hyperkinetische Zirkulation mit Steigerung von Herzfrequenz und Herzminutenvolumen.
- Die Herzvergrößerung entspricht einer Adaptation an die Volumenbelastung des Herzens.

Klinik

- Pulsus celer et altus.
- Kurzes systolisches Strömungsgeräusch über den Karotiden und Femoralarterien („Pistolenschußphänomen").
- Venöses Summen über den Halsvenen („Nonnensausen").
- Kurze systolische Austreibungsgeräusche über dem Herzen, lauter 1. Herzton, evtl. 3. Herzton („Galopprhythmus").
- Bei Koronarsklerose frühzeitiges und gehäuftes Auftreten von Angina-pectoris-Symptomatik.

Sichelzellanämie

Pathogenese

- Erhöhter Widerstand in der Lungenstrombahn durch Mikrothromben und entzündliche Gefäßveränderungen, dadurch Entwicklung eines chronischen Cor pulmonale.
- Eisenablagerungen im Myokard (Kardiomyopathie).

Klinik

- Dyspnoe, Kardiomegalie.
- Rechtsherzbelastungszeichen.

Polycythaemia vera und sekundäre Polyglobulie

Pathogenese

- Erhöhte Viskosität des Blutes mit Verlangsamung des Blutstromes und Neigung zu Koronararterienthrombosen.

Klinik

- Häufig bei Cor pulmonale.
- Periphere Zyanose.
- Angina pectoris, Myokardinfarkt.

Leukämien

Pathogenese

- Besonders bei akuten myeloischen Leukosen Infiltrationen von Myokard und Perikard.

Klinik

- Herzinsuffizienz.
- Tachykarde Herzrhythmusstörungen oder Blockbilder.
- Perikarderguß.

Definition

- Erhöhter adrenerger Antrieb aus verschiedenen Ursachen; dadurch erhöhtes Herzauswurfvolumen.
- Neigung zu hypertoner und tachykarder Regulationsstörung.
- Entwickelt sich immer mehr als eigenständiges Krankheitsbild bei meist jüngeren Männern, die in ihren Lebensgewohnheiten und Lebensäußerungen besonders aktiv, engagiert, ehrgeizig, dynamisch, gelegentlich auch aggressiv und streitsüchtig sind.
- Abzugrenzen von der Herzneurose, wobei jedoch fließende Übergänge auch zur Grenzwerthypertonie und zu den weniger gebräuchlichen Synonyma neurozirkulatorische Dystonie, vegetative Labilität, Effortsyndrom, Streßsyndrom usw. bestehen können.

Ätiologie/Pathogenese

- Phänotypisch, angeboren als der „aufgeregte, nervöse Typ" mit sympathikotoner Reaktionslage. Beruflicher und privater Dauerstreß (Ärger) mit vermehrt und immer wiederholter endogener Katecholaminmobilisierung.
- Toxisch durch Abusus von Nikotin, Alkohol und Coffein.
- Medikamentös-toxisch durch Überdosierung von Sedativa, Psychopharmaka, Analeptika, Hormone (Thyroxin, Steroide, Insulin, Östrogen), Bronchospasmolytika (Theophyllin, Sympathikomimetika), Atropin.
- Als Begleitreaktion nicht kardialer Krankheitsbilder wie: Hyperthyreose, fieberhafte Erkrankungen, Psychosen usw.

Klinik

- Anamnese: toxische Belastung, Streßsituationen, berufliche Belastung.
- Beschwerden: Herzklopfen, Herzrhythmusstörungen, Stenokardien, Unruhe, Schlafstörungen, Schweißneigung.
- Symptome: Tachykardie, labile Hypertonie mit großer Blutdruckamplitude, gesteigerte Reflexe, Dermographismus, Tremor, schreckhaft, nervös, Logorrhö.

Hyperkinetisches Herzsyndrom

- Schilddrüsentests: Euthyreose mit fließendem Übergang zur Hyperthyreose.
- Evtl. toxische Wirkspiegel von Alkohol, Theophyllin, Thyroxin, Insulin.
- Andere alkoholtoxische Reaktionen wie erhöhte SGPT, γGT, MCV.
- EKG (einschließlich Langzeit- und Belastungs-EKG): Tachykarder Sinusgrundrhythmus, aber auch verschiedenartige, meist supraventrikuläre Rhythmusstörungen (paroxysmal oder stabil).
- Echokardiographie: große Kontraktionsamplitude.
- Hämodynamik: großes HMV mit über 6 l/min bei normalen Zuflußdrücken.
- Koronarangiographie und Ventrikulographie: normale Koronardurchblutung ohne Gefäßstenosen mit hoher Ejektionsfraktion von über 70%.

Differentialdiagnose

- Hyperthyreose: pathologische Schilddrüsenparameter (T_3, T_4, TBG, T_3-Uptake, TRH/TSH, Szintigramm).
- Grenzwerthypertonie, wenn gering erhöhte Blutdruckwerte das vorherrschende Symptom sind (RR über 145/95 mm Hg).
- Psychose/Neurose: bei mehr subjektiver Symptomatik.
- Koronare Herzkrankheit: bei entsprechend pathologischen EKG-, koronarangiographischen oder myokardszintigraphischen Befunden.
- Myokarditis: bei hoher BSG, Leukozytose, pathologischen Virustitern und serologisch-immunologischen Reaktionen, diffusen Leitungs-, Rhythmus- und Rückbildungsstörungen im EKG, Herzvergrößerung.
- Kardiomyopathie: bei erhöhten Zuflußdrücken mit normalem Koronarangiogramm; Myokardbiopsie.

Therapie

- Aufklärendes Gespräch über mögliche Ursachen der geklagten Beschwerden.
- Änderung der Lebensgewohnheiten, (Essenspausen, Entspannung, Schlaf).
- Körperliches Training.

- Psychotherapie, evtl. autogenes Training.
- Betarezeptorenblocker.

Beachte: Das hyperkinetische Herzsyndrom ist das eigentliche und geradezu typische Krankheitsbild für den Einsatz von Betablockern.

Nirgend wird wie hier der segensreiche Effekt offenkundig!
Betablocker sind das Antidot, sie neutralisieren die Symptome beim hyperkinetischen Herzsyndrom; bei Versagen der Betablocker ist die Diagnose falsch!

– Beginnend mit niedriger Dosierung, besonders wenn ein Abbau toxischer Noxen erreicht werden kann, z. B. mit:
   1. Propranolol (Dociton), 2–3 × 10–20 mg p. o./die.
   2. Sotalol (Sotalex), 1–2 × 40–80 mg p. o./die, besonders in Verbindung mit tachykarden extrasystolischen Herzrhythmusstörungen.
   3. Metoprolol (Beloc), 1–2 × 25–50 mg p. o./die.

Beachte: Grundsätzlich kann mit allen verfügbaren Betablockern der gleiche Effekt erreicht werden. Es ist deshalb nicht sinnvoll, eine weitere Differentialtherapie zu betreiben. Es genügt, einen kurz-, mittel- und langwirkenden Betablocker zu kennen und damit entsprechende Erfahrungen zu besitzen!

- Sedativa und Psychopharmaka:
   – Nur zu Beginn der Behandlung, z. B. Benzodiazepine.
   – Nicht bei bereits bestehendem Abusus, hier lediglich pflanzliche Sedativa wie Baldrian und Hopfen.

Komplikationen/Prognose

- Herzrhythmusstörungen verschiedener Schweregrade.
- Entwicklung neurotischer Fehlhaltung.
- Im allgemeinen gutartig und günstig.
- Abhängig vom Lebensstil und toxischer Belastung.
- Übergang in essentielle Hypertonie möglich und wahrscheinlich.
- Der sympathikotone Antrieb kann als Risikofaktor für die koronare Herzkrankheit wirken.

Definition

- Herzbeschwerden verschiedenster Art ohne erkennbare organische Herzerkrankung bei psychopathologischer (neurotischer) Fehlhaltung.
- Oder auch bei bekannten kardialen Störungen, z. B. nach Herzschrittmacherimplantation oder nach Herzinfarkt (Angst vor Rezidiv).

Pathogenese

- Neurotische Fehlhaltung.
- Kardiales Krankheitserlebnis (evtl. mit Todesfolge) im Familien- und Freundeskreis.
- Ersatzerkrankung für berufliche und private Probleme („Flucht in die Krankheit").
- Ablehnung von Rentenansprüchen.
- Vereinsamung, Arbeitslosigkeit, Kontaktschwierigkeiten.
- Alkoholismus, Psychopharmaka- und Betäubungsmittelabusus.

Diagnose

- Vielseitig geklagter kardialer Beschwerdekomplex (Herzklopfen, Herzschmerzen, Herzrhythmusstörungen) meist ohne pathognomonische Zusammenhänge.
- Herzstechen mehr in Ruhe mit oberflächlicher präkordialer Sensibilität.
- Ausschweifender Beschwerdekomplex mit Bejahung sämtlicher abgefragter Beschwerden.
- Kausalitätsbedürfnis im Hinblick auf belastende Umstände.
- Toxische Belastung wird eher verdrängt.
- Ausschluß aller in Frage kommenden Erkrankungen durch umfangreiche und oft schon wiederholt durchgeführte Untersuchungen, meist bei verschiedenen Ärzten.

Differentialdiagnose

- Alle Herzkrankheiten, besonders die KHK.
- Oft fließende Übergänge oder Zusammenhang zum hyperkinetischen Herzsyndrom.
- Endogene Psychose.
- Degnerative Wirbelsäulenveränderungen im Bereich der Hals- und Brustwirbelsäule, Osteochondrose.

- Tietze-Syndrom (Mikrofrakturen der oberen Rippen).
- Schulter-Arm-Syndrom.
- Interkostalneuralgie.
- Gastrokardialer Symptomenkomplex (Römheld).
- Chronische Pankreatitis.

Therapie

- Intensives aufklärendes Gespräch; dem Patienten mit Nachdruck erklären, daß er eigentlich gesund ist und regelmäßige und wechselnde Arztbesuche nicht nötig und eher schädlich sind.
- Regelung privater und beruflicher Probleme mit Änderung des Lebensstils.
- Psychotherapie, evtl. autogenes Training, Beschäftigungstherapie.
- Geregelte Tätigkeit und berufliche Beanspruchung sind meist die beste Therapie.
- Körperliches Training.
- Abstinenz von toxischen Einflüssen.
- Absetzen aller überflüssigen Medikamente, allenfalls Baldrian-Hopfen-Präparate.
- Therapieversuche mit Nitraten, Betablockern, Calciumantagonisten und Sedativa sind aus differentialdiagnostischen Gründen ex juvantibus möglich, aber grundsätzlich nicht empfehlenswert.

Komplikationen

- Nichterkennen genuiner Herzkrankheiten, besonders der KHK und der Myokarditis.
- Durch fehlerhafte oder überflüssige Pharmakotherapie.

Prognose

- Langfristig gut. Getrübt durch Beeinträchtigung der Lebensqualität.

Tumoren des Herzens

- Seltene Herzerkrankungen, die als primäre und sekundäre (meta-statische) Herztumoren auftreten.
- Primäre Herztumoren weisen überwiegend histologisch Benignität auf, zeigen jedoch „Malignität" durch ihre hämodynamischen Auswirkungen.

Einteilung/Lokalisation

- Primäre benigne Herztumoren:
  - Myxom:
    Häufigster primärer kardialer Tumor (75% der primären Tumoren);
    Häufigkeitsgipfel im 3.–6. Lebensjahrzehnt, Frauen bevorzugt.
    Lokalisation meist im linken Vorhof, selten im rechten Vorhof, oft gestielt vom Septum ausgehend.
    Makroskopisch kugeliger, polypöser Tumor von gallertartiger Konsistenz, Größe 0,4–8,0 cm; mikroskopisch amorph-schleimige Grundsubstanz, von Strängen spindeliger Zellen und von Blutgefäßen durchsetzt.
  - Rhabdomyom, Fibrom, Lipom, Angiom:
    Langsames Wachstum innerhalb der Herzwand, oft rechter Ventrikel und Septum betroffen.
- Primäre maligne Herztumoren:
  - Sarkom:
    Ursprung vorwiegend rechte Herzhälfte. Metastasierung in Lunge, Pleura, Leber, Gehirn.
  - Andere, seltene maligne Tumoren (Mesotheliome, Rhabdomyosarkome).
- Sekundäre maligne Tumoren:
  - Fernmetastasierung oder direkte Infiltration von Bronchial-, Mamma-, Ösophagus-, Pankreaskarzinomen, oft auch von malignen Melanomen (hämatogene Aussaat).
  - Perikardmetastasen häufiger als Myokardmetastasen.
- Neoplastische Systemerkrankungen mit Herzbeteiligung:
  - Morbus Hodgkin.
  - Lymphosarkom.
  - Akute und chronische Leukosen.
  - Sarkoidose.

Klinik/Diagnose

- Unspezifische Tumorzeichen: Anämie, Fieber, Gewichtsverlust, BSG-Beschleunigung, Dysproteinämie.
- Symptomatik abhängig von der Lokalisation des Tumors:
  - Perikardtumoren führen zu Perikarderguß und Herzbeuteltamponade.
  - Intramurale Tumoren führen zu Erregungsleitungs- und Rhythmusstörungen.
  - Intrakavitäre Tumoren behindern die Füllung und Entleerung des Herzens.
- Weitere Anhaltspunkte:
  - Therapierefraktäre Herzinsuffizienz.
  - Rezidivierende Embolien.
  - Wechselnde Herzrhythmusstörungen.
- Myxom:
  - Beweglicher Tumor, der meist im linken Vorhof lokalisiert ist und die Symptomatik einer Mitralstenose imitieren kann.
  - Wechselnde Klinik mit Atemnot und rezidivierenden Lungenödemen, gelegentlich abhängig von der Körperlage. Auskultatorisch wechselnder Geräuschbefund.
  - Bei 40–50% der Fälle periphere tumorembolische Komplikationen.
  - Bei Lokalisation im rechten Vorhof venöse Einflußstauung.
  - Echokardiogramm: wegweisendes diagnostisches Verfahren durch ein- und zweidimensionale Darstellung des Tumors mit seiner Beweglichkeit (im M-Mode bandförmige Echos hinter dem vorderen Mitralsegel sowie im LA); Differentialdiagnose gegenüber einer Mitralstenose leicht durchführbar.
  - Computertomographie und Kernspinresonanztomographie des Herzens als ergänzende diagnostische Maßnahme.
  - Herzkatheter und Angiokardiographie zeigen Drucksteigerung im kleinen Kreislauf und Füllungsdefekt.
- Maligne Herztumoren:
  - Führendes Symptom ist das sich langsam entwickelnde, rezidivierende Hämoperikard.
  - Oft schwere Herzinsuffizienz.

Therapie

- Intrakavitäre Tumoren (insbesondere Myxome): Operation mit guter Prognose.
- Maligne Herztumoren: palliative Chemotherapie und Bestrahlung.

Allgemeines

- Bei ca. 0,8% aller Neugeborenen.
- Bei männlichen und weiblichen Neugeborenen etwa gleich häufig (allerdings sind die Aortenisthmusstenosen und die Transpositionen der großen Gefäße beim männlichen Geschlecht häufiger, die Vorhofseptumdefekte und der offene Ductus arteriosus Botalli beim weiblichen Geschlecht häufiger).
- Bei ca. 80% ist eine chirurgische Korrektur und bei 5–10% eine Palliativoperation möglich.
- Häufigkeitsverteilung im Kindes- und Erwachsenenalter sehr unterschiedlich, da z. T. bereits in der Kindheit symptomatisch und diagnostizierbar (z. B. Fallotsche Tetralogie); andere bleiben zunächst weitgehend asymptomatisch und werden erst später entdeckt (z. B. Vorhofseptumdefekt).

Tabelle 17 Einteilung angeborener Herzfehler und ihre Häufigkeit in einem pädiatrisch-kardiologischen Krankengut

1. Vitien mit vorwiegendem Links-rechts-Shunt	
Offener Ductus arteriosus Botalli	13%
Vorhofseptumdefekte	17%
Ventrikelseptumdefekte	25%
2. Vitien mit vorwiegendem Rechts-links-Shunt	
Fallotsche Tetralogie	9%
Transposition der großen Gefäße	11%
3. Vitien ohne Shuntverbindung	
Pulmonalklappenstenosen	7%
Aortenklappenstenosen	6%
Aortenisthmusstenosen	4%

- Hinsichtlich der zahlreichen selteneren angeborenen Vitien (zusammen ca. 8%) wird auf die einschlägigen Lehrbücher aus dem Bereich der Kinderkardiologie verwiesen; im folgenden sollen lediglich die häufiger vorkommenden angeborenen Herzfehler behandelt werden.

Definition

- Offenbleiben der fetalen Shuntverbindung zwischen der linken A. pulmonalis und der Aorta kurz hinter dem Abgang der linken A. subclavia.
- Häufig weitere zusätzliche Mißbildungen wie Vorhofseptumdefekt, Ventrikelseptumdefekt, Transposition der großen Gefäße u. a.

Pathophysiologie

- Links-rechts-Shunt unterschiedlicher Ausprägung.
- Entsprechend dem Druckgradienten fließt sowohl in der Systole wie auch in der Diastole arterielles Blut aus der Aorta in die A. pulmonalis = pulmonale Rezirkulation.
- Diese Volumenbelastung führt zu einer Hypertrophie und Dilatation des linken Ventrikels und zur Vergrößerung des linken Vorhofes.
- Bei großen Shuntvolumina und Erhöhung des Pulmonalarteriendruckes hypertrophiert auch der rechte Ventrikel.
- Bei Auftreten einer pulmonalen Hypertonie kann der Druck der A. pulmonalis den Aortendruck erreichen und schließlich zu einer Shuntumkehr mit peripherer Zyanose führen (= Eisenmenger-Reaktion).

Klinik

- Häufiger bei Frauen als bei Männern (3 : 1).
- Bei kleinem Shuntvolumen in der Regel unauffällige Entwicklung; Diagnose meist zufällig durch den typischen Auskultationsbefund.
- Bei großem Shunt oft retardierte Entwicklung mit Leistungseinschränkung, Belastungsdyspnoe und Neigung zu Bronchitiden.
- Evtl. Zeichen der Links- und Rechtsherzinsuffizienz, evtl. Zyanose, Trommelschlegelfinger und Uhrglasnägel.

Diagnose

- Auskultation:
  - Kontinuierliches mittel- bis hochfrequentes systolisch-diastolisches Maschinengeräusch mit p. m. im 2. ICR links parasternal, oft auch zwischen den Schulterblättern auf dem Rücken auskultierbar; systolisch lauter als diastolisch.
  - Betonter 2. Herzton und Abnahme der Geräuschintensität bei zunehmender pulmonaler Hypertonie.
- Große arterielle Blutdruckamplitude mit Pulsus celer et altus und Kapillarpuls bei erniedrigtem Widerstand im großen Kreislauf.

Ductus arteriosus apertus Botalli

- EKG:
  - Evtl. Zeichen der Linksherzhypertrophie.
  - Bei pulmonaler Hypertonie auch Zeichen der Rechtsherzhypertrophie.
- Echokardiographie:
  - Vergrößerter linker Vorhof und linker Ventrikel.
  - In der Dopplerkardiographie evtl. direkte Darstellung des Ductus.
- Röntgenthorax:
  - Dilatation des linken Herzens bei großem Shuntvolumen.
  - Prominenter Pulmonalisbogen.
  - Verstärkte Hiluszeichnung, pulmonale Hyperämie.
  - Bei pulmonaler Hypertonie vergrößerter rechter Ventrikel mit eingeengtem Retrosternalraum.
- Rechtsherzkatheter:
  - Direkte Darstellung des Ductus Botalli.
  - Shuntvolumenbestimmung.
  - Druckmessung in der A. pulmonalis.
  - Ausschluß weiterer Anomalien.

Differentialdiagnose

- Kombiniertes Aortenklappenvitium.
- Aortopulmonales Fenster.
- Ventrikelseptumdefekt mit Aortenklappeninsuffizienz.
- Vorhofseptumdefekt.

Therapie

- Operative Durchtrennung des Ductus, am besten in der Jugend, solange noch keine pulmonale Hypertonie vorliegt (s. S. 127 ff).
- Bei Neugeborenen evtl. medikamentöser Verschluß mit Indometacin möglich.

Prognose

- Durchschnittliche Lebenserwartung ca. 30 Jahre mit großen Schwankungen.
- Komplikationen:
  - Chronische Stauungsinsuffizienz.
  - Endokarditis lenta, meist als „Ductitis" am offenen Ductus Botalli beginnend, unabhängig vom Shuntvolumen.
  - Pulmonale Hypertonie mit Shuntumkehr und Rechtsherzversagen.

Definition/Einteilung

- Defekt der Vorhofscheidewand durch embryonale Fehlentwicklung mit überwiegendem Links-rechts-Shunt.
- Je nach Lokalisation der Öffnung unterschiedlicher Typus:
  - Ostium-primum-Typ:
    Tiefsitzend durch Fehlentwicklung des Septum primum im Atrioventrikularbereich; häufig kombiniert mit Mißbildungen im Bereich der Mitralklappe, der Trikuspidalklappe oder des oberen Kammerseptums.
  - Ostium-secundum-Typ:
    Defekt im Zentrum der Vorhofscheidewand (Fossa ovalis); häufigste Lokalisation.
  - Sinus-venosus-Defekt:
    Hochsitzend; häufig kombiniert mit Fehleinmündungen von Pulmonalvenen in den rechten Vorhof, die V. cava superior oder in die linke V. subclavia.
- Kombinationen eines ASD vom Sekundumtyp mit anderen Mißbildungen oder erworbenen Klappenfehlern sind häufig; z. B. Lutembacher-Syndrom (ASD und Mitralstenose).

Pathophysiologie

- Blutstrom vom linken zum rechten Vorhof dem Druckgradienten folgend und abhängig von der Größe des Defektes.
- Somit Volumenbelastung des rechten Vorhofes, rechten Ventrikels, des Pulmonalkreislaufes und des linken Vorhofes; beim ASD vom Primumtyp mit Mitralinsuffizienz auch des linken Ventrikels.
- Durch den Shunt kann das HMV im großen Kreislauf nur begrenzt gesteigert werden.
- In Abhängigkeit vom Lungengefäßwiderstand führt das Shuntvolumen erst spät (meist nach dem 20. Lebensjahr) zu einer pulmonalen Hypertonie und evtl. zu einer Rechtsherzinsuffizienz, die dann das klinische Bild bestimmt.
- Im ausgeprägten Spätstadium ist eine Shuntumkehr mit Blutfluß vom rechten in den linken Vorhof und eine Mischungszyanose möglich.

Klinik

- Häufig normale kindliche Entwicklung.
- Meist erst im 2. und 3. Lebensjahrzehnt Leistungsminderung, Belastungsdyspnoe, Palpitationen, stauungsbedingte Bronchitiden.
- Nur bei großen Defekten asthenische Unterentwicklung.

Diagnose

- Auskultation:
  - Mittellautes Crescendo-Decrescendo-Systolikum mit p. m. im 2.–3. ICR links parasternal.
  - Fixiert gespaltener 2. Herzton.
  - Diastolikum bei relativer Pulmonalinsuffizienz oder relativer Trikuspidalstenose.
  - Ein bandförmiges hochfrequentes Systolikum über der Herzspitze mit einem abgeschwächten 1. Herzton und/oder einem 3. Herzton spricht für einen Primumdefekt mit zusätzlicher Mitralinsuffizienz.

- EKG:
  - Fast immer inkompletter oder kompletter Rechtsschenkelblock.
  - Zeichen der Rechtshypertrophie.
  - Steil- oder Rechtstyp (bei Primumdefekt Linkstyp oder überdrehter Linkstyp).
  - P-dextrocardiale oder P-biatriale.
  - Häufig supraventrikuläre Herzrhythmusstörungen einschließlich Vorhofflimmern, besonders bei älteren Patienten als Hinweis auf beginnende kardiale Dekompensation; ventrikuläre Extrasystolen.

- Echokardiographie:
  - Nachweis des Shunts im Farb-Doppler-Echokardiogramm.
  - Evtl. direkter Nachweis des ASD im 2-D-Bild möglich.
  - Dilatation des rechten Herzens, kleiner linker Ventrikel.
  - Abnorme Septumbewegung durch Volumenbelastung.
  - Evtl. Mitralklappenprolaps.

- Röntgenthorax:
  - Vergrößerung des rechten Ventrikels, der links randbildend werden kann.
  - Prominenter Pulmonalisbogen.
  - Verkleinerter oder fehlender Aortenknopf.
  - In der Durchleuchtung pulsierende, tanzende Hili.
  - Evtl. Zeichen der pulmonalen Hyperzirkulation.

- Rechtsherzkatheter:
  - Direkte Sondierung des Defektes und Darstellung der linken Herzhöhlen.
  - Erhöhte O_2-Sättigung im rechten Vorhof gegenüber dem Hohlvenenblut.
  - Bestimmung des Shuntvolumens.
  - Bei begleitender Mitralinsuffizienz (Primumdefekt) Bestimmung des Regurgitationsvolumens, evtl. mit Linksherzkatheter.

Differentialdiagnose

- Pulmonalstenose, Mitralstenose.
- Ventrikelseptumdefekt.
- Offener Ductus Botalli.

Therapie

- Operativer Verschluß des ASD durch direkte Naht oder plastische Korrektur (s. S. 258):
  - Bei einem Shuntvolumen größer als 30–40% des Lungendurchflusses.
  - Bei pulmonaler Hypertonie ohne Shuntumkehr mit erhöhtem Operationsrisiko.
  - Nicht mehr möglich bei Eisenmenger-Reaktion.
  - Möglichst immer mit gleichzeitiger optimaler Korrektur eines evtl. begleitenden Klappenfehlers.

Prognose

- Mittlere Lebenserwartung ca. 40 Jahre; 50% der Patienten werden älter als 50 Jahre.
- Komplikationen:
  - Lungenembolie.
  - Paradoxe Embolien.
  - Pulmonalvenenthrombose.
  - Bronchopulmonale Infekte.
  - Hirnabszeß.
- Im Terminalstadium meist Shuntumkehr (Eisenmenger-Reaktion).

Definition/Einteilung

- Defekt im Bereich der Kammerscheidewand mit Links-rechts-Shunt.
  - Meist im oberen Anteil des Septums gelegen (Pars membranacea).
  - In ca. 20% der Fälle im unteren muskulären Bereich des Septums lokalisiert; oft nur kleiner Defekt (Roger-Syndrom).
- In über 30% Kombination eines VSD mit anderen Mißbildungen:
  - Vorhofseptumdefekt.
  - Offener Ductus Botalli.
  - Aorteninsuffizienz, Mitralinsuffizienz, Trikuspidalinsuffizienz, Pulmonalstenose.

Pathophysiologie

- Der Verlauf wird bestimmt durch die Größe des Defektes und den pulmonalen Gefäßwiderstand im Verhältnis zum Widerstand im großen Kreislauf.
- Kleine Defekte mit einem Links-rechts-Shuntvolumen unter 3 l/min führen nicht zu einer wesentlichen Erhöhung des Druckes im rechten Ventrikel und der A. pulmonalis.
- Größere Defekte führen zu einem erheblichen Druckanstieg im kleinen Kreislauf und der frühzeitigen Gefahr einer kardialen Dekompensation; steigt im weiteren Verlauf der pulmonale Gefäßwiderstand an, nimmt das Shuntvolumen ab, bis es nach einigen Jahren zu einer Shuntumkehr im Sinne einer Eisenmenger-Reaktion mit Zyanose kommen kann.

Klinik

- Bei kleinen Defekten oft völlige Beschwerdefreiheit.
- Bei größeren Defekten:
  - Geringe Belastbarkeit, Dyspnoe, Neigung zu bronchopulmonalen Infekten.
  - Auftreten einer Mischungszyanose häufig zwischen dem 2. und 10. Lebensjahr, evtl. auch mit Trommelschlegelfingern und Uhrglasnägeln.
- Häufiges Schwirren am linken unteren Sternumrand und evtl. präkordiale Pulsationen bei pulmonaler Hypertonie.

Diagnose

- Auskultation:
  - Lautes systolisches Preßstrahlgeräusch mit p. m. im 3.–4. ICR links parasternal, besonders laut bei kleinen Shuntvolumina.
  - Manchmal atemabhängige Spaltung des 2. Herztones.
- EKG:
  - Zeichen der Linksherzhypertrophie.
  - Bei zunehmender pulmonaler Hypertonie oft auch Zeichen der Rechtsherzbelastung.
- Echokardiographie:
  - Direkter Nachweis des Defektes im 2-D-Bild bei großem VSD evtl. möglich.
  - Vergrößerung des linken Vorhofes und linken Ventrikels.
  - Nachweis des „Jet" vom linken in den rechten Ventrikel in der Farb-Doppler-Sonographie möglich.
- Röntgenthorax:
  - Betonter Pulmonalisbogen; Zeichen der pulmonalen Hyperämie; in der Durchleuchtung „tanzende Hili".
  - Bei großen Defekten massive Vergrößerung beider Ventrikel sowie des linken Vorhofes.
  - Einengung des Retrokardialraumes.
- Rechtsherzkatheter:
  - Höhere O_2-Sättigung im rechten Ventrikel als im rechten Vorhof.
  - Bestimmung des Shuntvolumens.
  - Messung einer pulmonalen Hypertonie.
- Linksherzkatheter:
  - Direkter Nachweis des VSD.
  - Ausschluß anderer begleitender Anomalien.

Differentialdiagnose

- Mitralinsuffizienz.
- Aortenstenose.
- Offener Ductus Botalli.
- Bei VSD mit Shuntumkehr Diagnose oft schwierig und nur invasiv möglich.

Therapie

- Bei hohen Shuntvolumina im Säuglings- oder Kleinkindalter Palliativoperation mit Stenosierung der A. pulmonalis zur Drucksenkung und Verhinderung einer pulmonalen Hypertonie.

- Bei mittelgroßem VSD operativer Verschluß etwa im 5. Lebensjahr, wenn das Shuntvolumen über 2–3 l/min beträgt.

- Im Erwachsenenalter operative Korrektur bei einem Shuntvolumen über 30% des Lungendurchflußvolumens (s. S. 258).

- Entwicklung einer kardialen Dekompensation ist eine Notfallindikation für die Operation.

- Kontraindikationen zur Operation sind Druckausgleich zwischen großem und kleinem Kreislauf oder eine Shuntumkehr.

Prognose

- Über 50% der Patienten mit einem großen VSD (über $1\,cm^2/m^2$ Körperoberfläche) sterben im 1. Lebensjahr an einer kardialen Dekompensation.

- Neigung zu Endokarditiden und Bronchitiden, besonders bei größeren Defekten.

- Kleine Defekte (unter $0{,}5\,cm^2/m^2$ Körperoberfläche) schließen sich oft spontan.

- 70% der Ventrikelseptumdefekte nach dem 1. Lebensjahr bleiben asymptomatisch.

Definition

- Häufigstes zyanotisches Vitium nach dem 1. Lebensjahr: Kombination von:
  - Hochsitzendem Ventrikelseptumdefekt.
  - Pulmonalstenose.
  - „Reitende" Aorta (Dextroposition).
  - Links-rechts-Shunt mit Hypertrophie des rechten Ventrikels.

Pathophysiologie

- Ausmaß der für den Verlauf meist entscheidenden Pulmonalstenose ist sehr unterschiedlich.
  - Infundibulär oder valvulär oder kombiniert.
  - Hypoplastische Ausflußbahn des rechten Ventrikels.
  - Evtl. Stenose des Pulmonalisstammes.
- Ventrikelseptumdefekt ist meist beträchtlich, er kann bis an die stenosierte Pulmonalisklappe heranreichen und führt oft zum Druckausgleich zwischen den Ventrikeln.
- Die Aorta ist nach rechts verlagert und entspringt meist aus beiden Ventrikeln.
- Die Hypertrophie des rechten Ventrikels ist eine Folge der Pulmonalstenose.
- Der Strömungswiderstand in der Aorta ist meist geringer als im kleinen Kreislauf.
- Die Zyanose ist bedingt durch den Links-rechts-Shunt und die pulmonale Minderdurchblutung.

Klinik

- Periphere Zyanose, Trommelschlegelfinger, Uhrglasnägel, Herzbuckel.
- Retardierte Entwicklung, Wachstumsstörungen.
- Neigung zu Bronchitiden und bakteriellen Endokarditiden.
- Herabgesetzte Belastbarkeit, Dyspnoe, nächtliche paroxysmale Atemnot, präkordiale Schmerzen, Schwindel, Kopfschmerzen.
- Zeichen der Rechtsherzinsuffizienz bei Erwachsenen.
- Sekundäre Polyglobulie mit stark erhöhtem Hämatokrit- und Hb-Gehalt.
- Evtl. Synkopen und Krampfanfälle.
- Die bevorzugte Körperhaltung ist die Hockstellung mit dadurch erhöhtem peripherem Widerstand, um den Rechts-links-Shunt zu verringern.
- Evtl. präkordiales Schwirren palpabel.

Diagnose

- Auskultation:
  - Rauhes systolisches Austreibungsgeräusch durch die Pulmonalstenose mit p. m. im 2.–3. ICR links parasternal.
  - Evtl. systolischer Klick.
- EKG:
  - Rechtstyp, Rechtsschenkelblock.
  - P-pulmonale.
  - Zeichen der Rechtsherzhypertrophie.
- Echokardiographie:
  - „Reitende" Aorta.
  - Diskontinuität von Septum und Aortenvorderwand.
  - Hypertrophie des rechten Ventrikels.
- Röntgenthorax:
  - Kleiner oder fehlender Pulmonalisbogen.
  - Pulmonale Hypämie.
  - Holzschuhkonfiguration des Herzens mit angehobener Herzspitze („cœr en sabot").
  - Kardiomegalie meist nicht sehr ausgeprägt.
- Rechtsherzkatheter mit Angiographie:
  - Druckmessung im rechten Ventrikel.
  - Druckgradient über der Pulmonalisklappe.
  - Abklärung der prä- und postoperativen Situation.

Differentialdiagnose

- Transposition der großen Gefäße mit VSD und Pulmonalstenose.
- Truncus arteriosus communis oder Pseudotrunkus.
- Pulmonalstenose mit ASD und VSD.

Therapie

- Konservativ mit Aderlässen und Antibiotikaprophylaxe.
- Palliativoperation zur Steigerung der Lungendurchblutung: z. B. Blalock-Taussig-Operation mit Anastomosierung von rechter A. subclavia und A. pulmonalis.
- Totalkorrektur im 3.–5. Lebensjahr und bei einem Körpergewicht über 10 kg (s. S. 258):
  - Verschluß des VSD und Korrektur der Pulmonalstenose.
  - Operationsletalität um 10%.

Prognose

- Ohne Therapie meist letaler Ausgang innerhalb des 1. und 2. Lebensjahrzehnts; Ursachen sind:
  - Anoxie, Apoplexie, Polyglobulie, Thrombosen.
  - Hirnabszeß, bakterielle Endokarditis.
  - Pulmonale Infekte, Hämoptysen.
- Bei Hämatokritwerten zwischen 55 und 60% ist eine Operation indiziert, um zerebralen Komplikationen vorzubeugen.

Definition

- Aorta entspringt vorn aus dem rechten Ventrikel.
- A. pulmonalis entspringt hinten aus dem linken Ventrikel.
- Lebensfähigkeit ist nur gegeben durch zusätzliche Shuntverbindung zwischen dem kleinen und großen Kreislauf (offener Ductus Botalli, ASD, VSD).

Pathophysiologie

- Arterielles Blut gelangt über den Ductus Botalli, ASD oder VSD in die Aorta.
- Venöses Blut gelangt ebenfalls über diese Verbindungen oder die Bronchialarterien in die Lunge.

Klinik

- Zyanose, Trommelschlegelfinger, Uhrglasnägel.
- Retardierte Entwicklung, geringe Belastbarkeit, Dyspnoe.
- Zeichen der kardialen Dekompensation mit Ödemen und Hepatomegalie.
- Polyglobulie mit der Möglichkeit zerebraler Thrombosen.

Diagnose

- Auskultation: Abhängig von der Art der zusätzlichen Shuntverbindung.
  - Meist Systolikum.
  - Kontinuierliches Geräusch bei offenem Ductus Botalli.
- EKG:
  - Rechtstyp und Zeichen der Rechtsherzhypertrophie.
- Echokardiographie:
  - Pulmonalis liegt hinter der Aortenklappe.
- Röntgenthorax:
  - Massive Kardiomegalie.
  - Pulmonale Hyperämie.
- Herzkatheter mit Angiographie:
  - Kontrastmittelgabe in den rechten Ventrikel führt zur Darstellung der Aorta.
  - Kontrastmittelgabe in den linken Ventrikel führt zur Darstellung der A. pulmonalis.

Therapie

- Konservativ mit Aderlässen und Behandlung der Herzinsuffizienz.
- Palliativoperation zur Vergrößerung der intrakardialen Shuntverbindung.
- Korrekturoperation erst im Alter von 1–2 Jahren möglich und mit hohem Risiko verbunden.

Prognose

- Nur 5–10% der Patienten vollenden das 1. Lebensjahr.
- Günstigere Prognose nur ohne VSD, aber mit großem ASD.

Definition/Ätiologie

- Verwachsungen der Pulmonalklappe mit Lumeneinengung; je nach Lokalisation:
  - Valvuläre Stenose.
  - Infundibuläre Stenose (selten!).
  - Supravalvuläre Stenose oder periphere Pulmonalstenose.
- Ätiologie:
  - Angeboren.
  - Rötelnembryopathie.
  - Rheumatisch.
  - Hypertrophische Kardiomyopathie des rechten Ventrikels.
  - Karzinoidsyndrom.

Pathophysiologie

- Der Anstieg des rechtsventrikulären Druckes führt zu einer konzentrischen Hypertrophie des rechten Ventrikels. Bei schwerer Stenose mit hohem Druckgradienten über der Pulmonalisklappe (über 100 mm Hg sind möglich) kann es frühzeitig zum Rechtsherzversagen kommen mit relativer Trikuspidalinsuffizienz.
- Eine Steigerung des Herzminutenvolumens ist unter Belastung kaum oder gar nicht möglich.

Klinik

- Bei mäßiger Stenose oft unauffällige Entwicklung (Drucksprung unter 50 mm Hg).
- Bei ausgeprägteren Stenosen und bei stärkeren Belastungen:
  - Belastungsdyspnoe und rasche Ermüdbarkeit.
  - Angina pectoris; evtl. Synkopen.
  - Später Zeichen der Rechtsherzdekompensation.
  - Bei zusätzlichem ASD oder VSD periphere Zyanose.
- Bei schwersten Stenosen häufig Tod kurz nach der Geburt.

Diagnose

- Auskultation:
  - Systolisches Preßstrahlgeräusch mit p. m. im 2. ICR links bei valvulärer Stenose und im 3.–4. ICR links bei infundibulärer Stenose.
  - In diesem Bereich palpables Schwirren möglich.
  - Gespaltener 2. Herzton; je stärker die Stenose, um so ausgeprägter die Spaltung des 2. Herztones.

- EKG:
  - Zeichen der Rechtsherzhypertrophie (Rechtslage, Rechtsschenkelblock, rechtspräkordiale ST-Streckenveränderungen).
  - Häufig P-pulmonale.
- Echokardiographie:
  - Pulmonalklappe mit betonter a-Welle.
  - Evtl. direkter Nachweis der verengten Pulmonalklappe möglich.
  - Hypertrophie des Septums und des rechten Ventrikels, evtl. Rechtsherzdilatation.
- Röntgenthorax:
  - Poststenotische Dilatation des Pulmonalisbogens bei valvulärer Stenose.
  - Einengung des Retrosternalraumes.
  - Verminderte periphere Lungengefäßzeichnung.
  - In ausgeprägten Fällen Vergrößerung des rechten Ventrikels und des rechten Vorhofes.
- Rechtsherzkatheter mit Angiographie:
  - Bestimmung des Druckgradienten über der Pulmonalklappe.
  - Darstellung der Klappenstenose.

Differentialdiagnose

- ASD und VSD.
- Aortenklappenstenose.
- Mitralinsuffizienz und Mitralklappenprolaps.
- Pulmonale Hypertonie.

Therapie

- Operationsindikation bei:
  - Deutlicher klinischer Symptomatik mit Leistungsminderung und kardialer Dekompensation.
  - Druck im rechten Ventrikel systolisch über 75 mm Hg.
  - Druckgradient über der Pulmonalisklappe höher als 50 mm Hg.
- Operation am besten zwischen dem 3. und 20. Lebensjahr, jedoch auch im Kleinkindalter möglich.
- In geeigneten Fällen evtl. auch Ballondilatation (Valvuloplastie) möglich.

Siehe auch S. 158 ff.

Definition/Einteilung

- Valvuläre Aortenstenosen:
  Inkomplett angelegte, wenig differenzierte, oft bikuspide Aorten-klappe.
- Subvalvuläre Aortenstenose:
  Zirkuläre Stenose durch eine fibröse Endokardleiste in der Aus-flußbahn des linken Ventrikels.
- Supravalvuläre Aortenstenose:
  Stenose der Aorta ascendens, die unterschiedlich lang sein kann; möglicherweise besteht ein Zusammenhang mit einer Vitamin-D-Stoffwechselstörung.

Klinik

- Entspricht der erworbenen valvulären Aortenstenose (s. S. 158 f).

Therapie

- Operationsindikation wird in Abhängigkeit von der klinischen Symptomatik und vom Druckgradienten über der Stenose gestellt (kritische Grenze bei ca. 60 mm Hg).
  - Bei valvulärer oder subvalvulärer Stenose Kommissurotomie und später evtl. Klappenersatz.
  - Bei supravalvulärer Stenose wird ein Bypass angelegt oder die Stenose prothetisch korrigiert (Letalität 10–15%).

Definition/Einteilung

- Verengung der Aorta descendens, meist distal des Abganges der A. subclavia links; variabel in Länge und Lokalisation.
  - Erwachsenentyp (ca. 75%) = postduktaler Typ: distal vom Ductus arteriosus gelegen, der offen oder geschlossen ist.
  - Infantiler Typ (ca. 25%) = präduktaler Typ: proximal vom offenen Ductus arteriosus gelegen, der die untere Körperhälfte über einen Rechts-links-Shunt mit Blut aus der A. pulmonalis versorgt.
- In ca. 70% der Fälle kombiniert mit Aortenklappenveränderungen.

Pathophysiologie

- Durch den hohen prästenotischen Druck kommt es zur Kollateralenbildung über die A. subclavia, A. thoracica interna und die Interkostalarterien, die Anschluß an die Aorta abdominalis finden.
- Die poststenotische Durchblutungsminderung der Nieren aktiviert das Renin-Angiotensin-System und führt so zum arteriellen Hypertonus (wichtige Ursache der juvenilen Hypertonie!).

Klinik

- Kopfschmerzen, Schwindel, Sehstörungen, Nasenbluten, evtl. Potenzstörungen.
- Leistungseinschränkung, Stenokardien, Müdigkeit in den Beinen oder Claudicatio intermittens.
- Stärkere Entwicklung der oberen Körperhälfte im Vergleich zur unteren, die beim präduktalen Typ zyanotisch ist.

Diagnose

- Erhöhter Blutdruck an den Armen im Vergleich zu den Beinen (Differenz des systolischen arteriellen Blutdrucks über 40 mm Hg ist fast beweisend); Abschwächung der Pulsationen an den Beinen.
- Auskultation:
  - Mittel- bis spätsystolisches spindelförmiges Geräusch im 2.–3. ICR links parasternal und zwischen den Schulterblättern auf dem Rücken.
  - Evtl. zusätzliches Systolikum über der Aorta als Hinweis auf zusätzliche Aortenklappenstenose.
  - Bei offenem Ductus arteriosus außerdem diastolisches Geräusch.

- EKG:
  - Linkstyp, Zeichen der Linksherzhypertrophie.
  - P-sinistrocardiale.
- Echokardiographie:
  Ergibt Hinweise auf die Hypertrophie des linken Ventrikels und zeigt evtl. die Stenose in der zweidimensionalen Darstellung.
- Röntgenthorax:
  - Linksbetontes, evtl. vergrößertes Herz.
  - Erweiterte Aorta ascendens, betonter Aortenknopf, poststenotische Dilatation der Aorta descendens.
  - Rippenusuren am Unterrand der 3.–8. Rippen durch erweiterte Interkostalarterien (nicht bei Kindern!).
- Digitale Subtraktionsangiographie:
  - Direkte Darstellung der Stenose.
- Linksherzkatheter mit Aortographie:
  - Darstellung der Stenose.
  - Messung des prä- und poststenotischen Druckes.
  - Ausschluß eines begleitenden Aortenklappenfehlers.

Differentialdiagnose

- Aortenklappenstenose.
- Verschluß der Aorta abdominalis bzw. der A. iliacae.

Therapie

- Indikation zur Operation bei einem Drucksprung von über 50 mm Hg über der Stenose.
- Operative Korrektur zwischen dem 4. und 16. Lebensjahr, um Hochdruckkomplikationen vorzubeugen.
- End-zu-End-Anastomose oder Gefäßprothese als Bypass oder Implantat.
- Notfallmäßige Operation bei Entwicklung einer Herzinsuffizienz.
- Die Operation führt bei etwa $\frac{2}{3}$ der Patienten zu einer Blutdrucknormalisierung.

Prognose

- Verlauf wird bestimmt von dem Ausmaß des Hypertonus in der oberen Körperhälfte.
- Ohne Operation beträgt die mittlere Lebenserwartung 35 Jahre.
- Tod meist an den Folgen der Hypertonie.

Allgemeines

- Zur Erkennung von Herzkrankheiten der Mutter sollte innerhalb der ersten 3 Schwangerschaftsmonate eine Allgemeinuntersuchung erfolgen, einschließlich EKG und Labor (s. S. 64f).

- Bei herzkranken Schwangeren regelmäßige Untersuchung (einschließlich EKG und Echokardiographie) zur frühzeitigen Erkennung von Herzrhythmusstörungen und Zeichen der Herzinsuffizienz.

- Bei medikamentöser Therapie muß die Plazentagängigkeit und evtl. eine wehenauslösende Wirkung der Substanz berücksichtigt werden und im Einvernehmen mit dem Gynäkologen und Geburtshelfer erfolgen.

Chronische rheumatische Herzkrankheit

- Mit ca. 70% häufigste Ursache von Herzerkrankungen in der Schwangerschaft.

- Meist normaler Schwangerschaftsverlauf, bei Komplikationen jedoch akut therapiebedürftig:
  - Herzinsuffizienz, meist ausgelöst durch Klappenfehler: Besonders häufig bei fortgeschrittener Schwangerschaft; Bettruhe und übliche medikamentöse Therapie, nur selten operative Therapie erforderlich (Kommissurotomie oder Klappenersatz).
  - Herzrhythmusstörungen, besonders Vorhoftachykardien und Vorhofflimmern: Antiarrhythmika, evtl. elektrische Kardioversion; ggf. nur Normfrequenz der Ventrikel mit Digitalis anstreben;

    Beachte: erhöhte Thromboembolieneigung bei Vorhofflimmern in der Schwangerschaft!

  - Aufgepfropfte bakterielle Endokarditis: frühzeitige Therapie mit Antibiotika und evtl. operativ; wichtig ist die antibakterielle Prophylaxe besonders in der letzten Phase der Schwangerschaft.

Angeborene Herzfehler

- Zunehmende Häufigkeit (z. Zt. ca. 20% der Herzerkrankungen in der Schwangerschaft).

- Oft unkomplizierter Schwangerschaftsverlauf mit allerdings erhöhtem Risiko für den Fetus, besonders bei zyanotischen Vitien. Bei Auftreten von Komplikationen ist eine rasche Therapie bis hin zur kardiochirurgischen Korrektur angezeigt. Bei schweren Vitien ist eine Interruptio anzuraten.

Herzkrankheiten und Schwangerschaft

Hypertonus

- Ein Hypertonus stellt vor allem dann eine Bedrohung der Schwangerschaft dar, wenn er einhergeht mit einer Proteinurie, einer hypertensiven Herzkrankheit oder einer Retinopathie.
- Basistherapie bei leichter Hypertonie (körperliche Schonung, ausreichende Bettruhe, kochsalzarme Diät und Flüssigkeitsrestriktion).
- Medikamentöse Therapie (bei RR über 160/110 mm Hg) in erster Linie mit β_1-selektiven Rezeptorenblockern (z. B. Atenolol, Metoprolol), α-Methyldopa, Dihydralazin oder Clonidin.

Thromboembolische Komplikationen

- In der Schwangerschaft erhöhte Neigung zu Thrombosen, besonders bei bereits bestehenden Herz- und Kreislauferkrankungen.
- Bei Lungenembolie übliche Therapie, ggf. auch Thrombolyse.
- Antikoagulation am besten mit Heparin s. c.

Beachte: Orale Antikoagulantien (plazentagängig!) nicht in den ersten 3 Schwangerschaftswochen und nicht kurz vor der Geburt!

Indikationen zum Schwangerschaftsabbruch

- Herzinsuffizienz der NYHA-Klasse III und IV nach erfolglosem medikamentösem Therapieversuch.
- Progredienz der Insuffizienzsymptomatik am Beginn der Gravidität.
- Auftreten florider Endokarditiden am Schwangerschaftsbeginn.

Definition

- Rechtzeitiges Erkennen, Ausschalten und Behandeln von sogenannten Risikofaktoren und von entzündlichen, pulmonalen und
angeborenen Störungen, die kardiale Erkrankungen verursachen
können.

Risikofaktoren/Pathogenese

- Bei der Koronarsklerose als Ursache der koronaren Herzkrankheit
und des Herzinfarktes:
  - Hypertonie.
  - Diabetes mellitus.
  - Hyperlipoproteinämie (Hypercholesterinämie).
  - Hyperurikämie.
  - Nikotinabusus.
  - Familiäre Belastung.
  - Orale Kontrazeptiva bei jüngeren Frauen.
  - Fragliche Risikofaktoren sind:
    1. Bewegungsmangel.
    2. Übergewicht.
    3. Streß.
- Bei der Hypertonie und hypertensiven Herzkrankheit:
  - Familiäre Belastung.
  - Übergewicht.
  - Bewegungsmangel.
  - Hoher Kochsalzverbrauch.
  - Alkoholismus.
  - Renale Erkrankungen.
  - Hormonelle Störungen (Phäochromozytom, Morbus Cushing,
  Stimulation des Renin-Angiotensin-Systems).
  - Angeborene Gefäßanomalien (z. B. Aortenisthmusstenose).
- Bei infektiösen, entzündlichen, rheumatischen, immunologischen
Erkrankungen Gefahr von kardialen Störungen (Endo-, Myo-,
Perikarditis).
- Bei pulmonalen Erkrankungen Gefahr des akuten oder chroni-
schen Cor pulmonale.

Prävention kardialer Erkrankungen

Untersuchung/Beratung von Kindern und Eltern

- Gründliche frühkindliche Untersuchung und Untersuchungen im Schulalter:
  - Besonders bei sogenannten Risikokindern mit familiärer Belastung (Hypertonie, Hypercholesterinämie, Diabetes mellitus).
  - Hinsichtlich angeborener kardialer Schäden und Störungen unter Einbeziehung elektrokardiographischer, röntgenologischer und echokardiographischer Methoden.
- Aufklärung über krankmachende und lebensverkürzende Faktoren hinsichtlich:
  - Nikotin.
  - Falsche Ernährung.
  - Übergewicht.
  - Stoffwechselstörungen.
- Durchführung therapeutisch-präventiver Maßnahmen:
  - Bewegungstherapie, körperliches Training.
  - Gewichtsreduktion, Eßdisziplin.
  - Diät bei Diabetes mellitus und Hyperlipoproteinämie.
  - Blutdrucksenkung bei Hypertonie.
  - Vermeidung und Behandlung pulmonaler Infekte.
  - Nikotinabstinenz.

Behinderung und Rehabilitation bei Herz-Kreislauf-Erkrankungen

Begriffsbestimmung in Anlehnung an die Empfehlungen der Bundesarbeitsgemeinschaft für Rehabilitation:

Definition

- Rehabilitation bei oder nach kardiovaskulären Erkrankungen bedeutet Überwindung einer krankheitsbedingten Behinderung des Berufs- und Privatlebens durch kontrollierte Wiederherstellung oder Verbesserung der Belastbarkeit.

Behinderung

- Abhängigkeit von:
  - Art der kardialen Erkrankung.
  - Ausmaß der Funktionsstörung.
  - Prognose.
  - Alter des Behinderten.
- Behinderung bezieht sich auf:
  - Berufliche Tätigkeit.
  - Private Lebensgewohnheiten.
  - Bewegung, Sport, Freizeitgestaltung.
  - Gesellschaftliche Verpflichtungen.
  - Reisen mit Auto, Flugzeug, Eisenbahn.

Rehabilitation

- Rehabilitationsmaßnahmen:
  - Aufklärung über Art und Umfang der zu ändernden Lebensgewohnheiten.
  - Nikotinentwöhnung.
  - Diätetische Einstellung.
  - Bewegungstherapie und Trainingsprogramm.
  - Psychotherapeutische Maßnahmen als ärztliches Gespräch in Einzel- und Gruppenanwendungen.
  - Medikamentöse Behandlung.
- Ziel der Rehabilitation:
  - Psychische Stabilisierung.
  - Steigerung der Belastbarkeit über den Status quo und nicht notwendigerweise über den Status quo ante, d. h. nach einem überstandenen Herzinfarkt ist es nicht unbedingt sinnvoll, die Belastbarkeit und den Trainingszustand über die Situation vor dem Infarktereignis hinaus zu steigern.
  - Motivierung und Selbstvertrauen.

Behinderung und Rehabilitation bei Herz-Kreislauf-Erkrankungen

- Weitere Rehabilitationsprogramme:
  - Koronargruppen.
  - Behindertensport.
  - Ärztliche Kontrollen.
  - Operative Maßnahmen wie Bypass-Operation und Angioplastie.
  - Medikamentöse Langzeitbehandlung mit Calciumantagonisten, Betablockern, Nitraten, Antikoagulantien, Diuretika, Antiarrhythmika, Digitalis.
- Berufliche Wiedereingliederung durch:
  - Vermeidung von Spitzenbelastungen.
  - Sicherung des Arbeitsplatzes.
  - Innerbetriebliche Umsetzung.
  - Umschulung.
- Private und familiäre Umstellung:
  - Ernährung.
  - Entspannung.
  - Nikotin und Alkohol.
  - Sexualleben.
  - Autofahren und Flugreisen.
  - Antrag auf Schwerbehinderung mit Feststellung der Minderung der Erwerbsfähigkeit.
- Stufenplan der Rehabilitation (z. B. nach Herzinfarkt):
  - Beginn während der klinischen Behandlung mit Frühmobilisierung und stufenweiser Belastung unter ärztlicher Kontrolle mit Hilfe von Physiotherapeuten.
  - Anschlußheilverfahren.
  - Ambulante Betreuung durch Hausarzt und/oder Rehabilitationsinstitute.
  - Kuraufenthalt.
  - Häusliche Weiterbetreuung.
  - Klinische Kontrollen von Stoffwechsel und Hämodynamik mit zusätzlichen elektrokardiographischen, angiographischen und szintigraphischen Methoden.

Beachte: Grundsätzlich gibt es keine starren Regeln für Rehabilitationsprogramme. Der Erfolg hängt von der individuellen Situation und ganz entscheidend von der persönlichen Bereitschaft des betroffenen Patienten ab. So ist es kaum möglich und sinnvoll, etwa durch körperliches Training, eine persistierende toxische Belastung durch Nikotin kompensieren zu wollen!

Allgemeines

- Üblicherweise stellen bradykarde Herzrhythmusstörungen durch Verminderung des Herzminutenvolumens und konsekutiv auch der zerebralen und kardialen Durchblutung die Indikation zur weit verbreiteten antibradykarden Schrittmachertherapie dar. Demgegenüber werden tachykarde Herzrhythmusstörungen noch relativ selten mit entsprechenden antitachykarden Systemen versorgt.

Technik

- Passagerer bzw. temporärer Schrittmacher:
  - Eine Elektrode wird transkutan über eine periphere Vene (V. cubitalis, jugularis, subclavia, femoralis) bis in die Spitze des rechten Ventrikels vorgeschoben.
  - Dort erfolgt eine Stimulation bei fehlender Detektion einer Spontanerregung (= On-demand-Funktion).
  - Hierzu wird ein externer Impulsgeber angeschlossen.
- Permanenter Schrittmacher = operative Implantation:
  - Elektrodenzugang:
    1. Endokardiale Elektrode über präparierte V. cephalica oder subkutan punktierte V. subclavia.
    2. In Sonderfällen epikardial aufgenähte Elektroden (am häufigsten im Rahmen von Herzoperationen).
  - Elektrodenfixierung: am Endokard bzw. im Trabekelwerk:
    1. Aktiv durch Schraubmechanismus oder
    2. passiv durch weiche Widerhaken an der Sondenspitze.
  - Der Plazierungsort ist abhängig von einer lokal gemessenen, möglichst niedrigen Reizschwelle zur sicheren Stimulation.
  - Die Verankerung erfolgt:
    1. Im rechten Vorhof, um entweder zu stimulieren oder um einen erhaltenen Vorhofrhythmus zu „sensen" (s. AAI- und Zweikammerschrittmacher).
    2. Im rechten Ventrikel (s. passagere Sonde).
  - Die Plazierung der Batterie erfolgt üblicherweise auf dem M. pectoralis (= subfaszial) direkt neben dem Elektrodenzugang.
- Schrittmachercode: 3 Buchstaben zur Funktionsdefinition:
  - Stimulationsort (*V*entrikel oder *A*trium oder beides = *D*).
  - Detektionsort (*V*entrikel oder *A*trium oder beides = *D*).
  - Betriebsart (*I*nhibition, *T*riggerung oder beides = *D, O* = ohne sensing).
  - Programmierbarkeit (P = bis zu 2 Funktionen, M = 3–6 Funktionen).

1. Position	2. Position	3. Position
Stimulierte Kammer	Gesenste Kammer	Art der Antwort
V oder **A** oder **D**	**O** oder **V** oder **A** oder **D**	**O** oder **I** oder **T** oder **D (T + I)**

Abb. 29   Schrittmachercode.

- Differentialtherapeutische Aspekte unterschiedlicher Schrittmachersysteme:
  - Einkammersystem:
    1. Im Vorhof: AAI (bei intakter AV-Überleitung).
    2. Im Ventrikel: VVI (komplikationsarm, hämodynamisch ungünstig).
       Beide mit fester Grundfrequenz, bei Bedarf = On-demand.
    3. VOO: starrfrequent und ohne Inhibition; fast nur noch bei externer passagerer Stimulation (s. Notfallschrittmacher, S. 237).
    4. Frequenzadaptierend: mit sensorgesteuerter variabler Frequenz.
  - Zweikammersystem.
    1. DDD: vorteilhaft durch physiologische Stimulation, jedoch schlecht bei retrograder Vorhoferregung bzw. bei Vorhofflimmern.
    2. DVI: leitet keine Vorhofextrasystolen oder retrograden Vorhoferregungen über, jedoch ohne Frequenzanpassung.
    3. VAT: erstes Zweikammersystem mit physiologischer Frequenzanpassung, jedoch ohne Extrasystolenerkennung im Ventrikel.
- Physiologische Stimulation:
  - Erhaltene Synchronisation zwischen Vorhof- und Ventrikelkontraktion (DDD, DVI, VAT, AAI).
  - Stimulation in Vorhof und Ventrikel = A-V-sequentiell.
  - Bedarfsgerechte Frequenzanpassung (frequenzadaptierter VVI-Schrittmacher s. u. oder DDD bei Sinusrhythmus).
  - Die A-V-sequentielle Stimulation und die bedarfsgerechte Frequenzanpassung kommen auf ihre Weise beide einer physiologischen Herzarbeit am nächsten; vor allem bei älteren Patienten wirkt sich ein belastungsabhängiger Frequenzanstieg zur Herzminutenvolumensteigerung stärker aus als eine erhaltene AV-Synchronisation (diese macht bei jüngeren Patienten bis zu 30% aus, später höchstens 10%).

- Problem bei Frequenzadaptation: Verarbeitung einer optimalen physiologischen Regelgröße, die ausreichend schnell auf physische und psychische Belastungssituationen reagiert und mittels eines adäquaten Sensors meßbar ist.
- Bisher verwirklichte Regelgrößen: QT-Zeit, Atemfrequenz, Muskelgeräusch.
- In der Entwicklung befindliche Regelgrößen: Volumen, Druck, pO_2, Temperatur, pH u. a.
- Voraussetzung für Indikation: Fehlende Frequenzzunahme bei Belastung (meist bei Bradyarrhythmia absoluta).

• Programmierbarkeit:
- Frequenz: zur Optimierung des Herzminutenvolumens, Vermeidung eines Schrittmachersyndroms.
- Impulsamplitude und Impulsbreite: zur Energieeinsparung; Bedarf kann entsprechend der Reizschwelle festgelegt werden.
- Empfindlichkeit: bei lokalen „Sensing"-Problemen erforderlich.
- Hysterese: zur Vermeidung einer zu häufigen Schrittmacherstimulation bei ähnlicher Spontan- und Schrittmacherfrequenz.
- Refraktärzeit: Zur Vermeidung einer zu frühen Erkennung (vor allem bei Zweikammersystemen).
- Stimulationsmodus: „Code" bei Zweikammersystemen und „Slope" bei Frequenzadaptation.
- Elektrodenpolarität: uni- oder bipolar mit unterschiedlichen Vor- und Nachteilen, in der Entwicklung.
- Telemetrie: Zur Überprüfung der programmierten Funktion, des Stromverbrauchs, evtl. von Holter-Funktionen (Langzeit-EKG).

• Ausblick für den optimalen Schrittmacher der Zukunft: Zweikammersystem durch biologische Signale zu triggern, zur Frequenzadaptation auch im Vorhofbereich, mit wählbarer Elektrodenpolarität (z. B. bipolares „Sensing" und unipolare Stimulation).

Voruntersuchungen

• Ruhe-EKG, Langzeit-EKG, evtl. Belastungs-EKG.
• Atropintest.
• Vorhofstimulation und His-Bündel-EKG, evtl. Ventrikelstimulation zur Abklärung von:
- Sinusknotenerholungszeit.
- AV-Block.
- Retrograder Vorhoferregung.
- Vorhofflimmerneigung.

Indikationen

- Bradykardie mit klinischer Symptomatik.
- Klinische Symptome bei schrittmacherpflichtigen bradykarden Herzrhythmusstörungen:
  - Ca. 66% Schwindel (Prä-MAS).
  - Ca. 40% Synkopen (MAS-Anfälle).
  - Ca. 40% Leistungsabfall.
  - Ca. 25% Palpitationen.
  - Ca. 15% Herzinsuffizienz (mit Digitalispflichtigkeit).
  - Ca. 15% Angina pectoris.
  - Ca. 10% ohne Symptomatik.
- MAS-Anfall (Morgagni-Adams-Stokes):
  - Kardial bedingte Synkope auf dem Boden bradykarder oder tachykarder Herzrhythmusstörungen mit plötzlicher Bewußtlosigkeit, u. U. nach kurzzeitigem Unwohlsein.
  - Dauer: Sekunden bis Minuten.
  - U. U. Inkontinenz.
  - Pulslosigkeit, Atemstillstand.
  - Evtl. zerebraler Krampfanfall ohne typische Prodromi.
  - Häufig Verletzungen.
  - Relativ rasche Erholung.
  - Manchmal bleiben Herzklopfen und Unwohlsein für längere Zeit bestehen.
  - Primär kardiale Ursache:
    1. Sick-Sinus-Syndrom (SSS).
    2. Sinuatrialer Block (SA-Block).
    3. Atrioventrikularblock (AV-Block).
    4. Ventrikuläre Tachykardie.
    5. Kammerflimmern.
  - Differentialdiagnose:
    1. Reflektorisch bei Karotissinussyndrom (CSS), vagal durch Husten, Miktion oder Erbrechen.
    2. Primär neurologisch durch transitorisch-ischämische Attacke (TIA), Basilarissyndrom.
    3. Sekundär neurologisch, d. h. kreislaufbedingt, z. B. durch Subclavian-steal-Syndrom oder bei Aortenstenose.

Tabelle 18   Häufigkeit der Schrittmacherindikationen in Prozent

1. Syndrom des kranken Sinusknotens (sehr variabel, bis 40%)
2. Bradykarde Flimmerarrhythmie (30%)
3. Höhergradiger AV-Block II. Grades Typ 2 und III. Grades (25%)
4. Karotissinussyndrom
5. SA-Blockierungen
6. Bi- und trifaszikulärer Block (je 5%)

Klinik/Schrittmacherwahl

- Syndrom des kranken Sinusknotens: = Sick-Sinus-Syndrome = SSS = Tachykardie-Bradykardie-Syndrom.
  - EKG: Wechsel von tachykarder Flimmerarrhythmie und supraventrikulären Tachykardien mit Sinusbradykardien oder bradykarden Vorhofersatzrhythmen bei Sinusarrest.
  - Häufig fehlt eine bradykardiebedingte Symptomatik, meist werden nur Palpitationen empfunden bei intermittierenden tachykarden Phasen.
  - Verlängerte Sinusknotenerholungszeit (SKEZ) über 2000 ms (in 30% normale SKEZ unter 1500 ms).
  - Unzureichender Frequenzanstieg im Atropintest und unter Belastung.
  - Überlebenskurve des asymptomatischen SSS mit und ohne Schrittmacher ist absolut gleich.

  Beachte: Je seltener bei asymptomatischem SSS ein Schrittmacher implantiert wird, um so sorgfältiger wird in der entsprechenden Klinik diagnostisch gearbeitet (Differentialdiagnose des Schwindels)!

  - Schrittmacherwahl:
    1. AAI (wenn der AV-Knoten intakt ist und eine effektive medikamentöse antitachykarde Therapie durchgeführt werden kann, sonst
    2. DDD (s. Schrittmachercode).
    3. Evtl. frequenzadaptierender VVI-Schrittmacher, falls kein ausreichender Frequenzanstieg unter Belastung gefunden wird; normaler VVI-Schrittmacher, falls weiterhin Neigung zu Vorhoftachykardien.
- Bradykarde Flimmerarrhythmie:
  - Bei fehlender klinischer Symptomatik ist ein medikamentöser Rhythmisierungsversuch zum Sinusrhythmus indiziert, falls das Vorhofflimmern nicht länger als 2–3 Jahre besteht.
  - Bei kardialer Dekompensation kann eine Digitalisierung durchaus einen normfrequenten Sinusrhythmus bei erfolgreicher kardialer Rekompensation stabilisieren.
  - Schrittmacherwahl: VVI; evtl. frequenzadaptierendes System, falls kein ausreichender Frequenzanstieg unter der Belastung gefunden wird.
- AV-Block II. Grades Typ 2 (Mobitz) und AV-Block III. Grades (totaler AV-Block) mit bradykardem Ersatzrhythmus:
  - Auftreten u. U. im Rahmen eines akuten Infarktes oder einer schweren kardialen Vorschädigung oder einer medikamentösen z. B. antiarrhythmischen Therapie.

- Wenn kein ausreichender Ersatzrhythmus besteht, liegt eine absolute akute Schrittmacherpflichtigkeit vor.
- EKG: normaler Sinusrhythmus (auf Atropin oder Belastung reagierend) mit seltener (II. Grad) oder gar keiner (III. Grad) Ventrikelüberleitung.
- Schrittmacherwahl: DDD bei intaktem Sinusknoten.

- Karotissinussyndrom = CSS:
  - Aufgrund eines empfindlicheren Reflexkreises zwischen Karotissinus und Vorhof zeigen viele Menschen bei Druck auf den Karotissinus (ein- oder beidseitig, links stärker als rechts) einen Frequenzabfall des Sinusknotens bis hin zum Sinusarrest = hypersensitiver Karotissinus (HSCS); die hierbei gesehenen Pausen nehmen mit dem Alter und unter Digitalis zu und reichen bis zu 3500 ms und länger.
  - Im Gegensatz dazu treten die Pausen beim CSS spontan auf, z. B. bei Kopfdrehung, engem Hemdkragen, bei Liegen auf der Seite; sie sind im Langzeit-EKG erfaßbar und gehen meist mit Symptomatik einher.

  Beachte: Nur das Karotissinussyndrom stellt eine Schrittmacherindikation dar, nicht der hypersensitive Karotissinus!

  - Schrittmacherwahl: VVI.
- Sinuatriale Blockierungen (= SA-Blockierungen):
  - EKG: meist intermittierende Sinusausfälle mit entsprechenden Pausen; evtl. nur im Langzeit-EKG erfaßbar.
  - Schrittmacherwahl: AAI (bei Zweiknotenerkrankung: DDD evtl. später).
- Trifaszikulärer Block:
  - EKG:
    1. Kompletter Rechtsschenkelblock (RSB) und
    2. linksanteriorer oder linksposteriorer Hemiblock (LAH, LPH) und AV-Block I. Grades.
  - Absolute Schrittmacherindikation bei Synkopen, relative Indikation bei fehlender Symptomatik.
  - Weitere relative Indikationen:
    1. Bei zusätzlich leitungsblockierenden Medikamenten (Digitalis, einige Calciumantagonisten und andere Antiarrhythmika).
    2. Bei komplettem RSB oder LSB und distalem AV-Block.
    3. Bei komplettem RSB und wechselndem LAH und LPH.
    4. Präoperativ bei bifaszikulärem Block (z. B. RSB und LAH) und anamnestischen Synkopen (zumindest passagere Sonde).
  - Schrittmacherwahl: DDD anstreben (evtl. erst VVI zur Prophylaxe, später bei Bedarf DDD).

Komplikationen

- Tasche:
  - Wundinfektion:
    1. Früh (nach Tagen): meist durch Staphylococcus aureus.
    2. Spät (nach Monaten): schwachvirulente Erreger, meist Staphylococcus epidermidis.
  - Abstoßung: meist Spätreaktion; allergische Reaktion auf Metall, Silikon u. a.; primär sterile Reaktion, evtl. sekundär infiziert.
  - Dekubitus (Drucknekrose): meist von innen heraus durch eine Schrittmacherkante oder das Schrittmachergewicht; u. U. sekundärinfiziert.
  - Dislokation (Aggregatwandern): z. B. nach axillär.
  - Pektoraliszucken: Bei unipolaren Systemen durch das Schrittmachergehäuse als indifferenter Elektrode.

- Elektrode:
  - Myokard- oder Septumperforation.
  - Zwerchfellzucken.
  - Dislokation der Sondenspitze.
  - Lokale Fibrose mit Reizschwellenerhöhung.
  - Elektrodenbruch.
  - Venenthrombose.

- Funktionsstörungen:
  - Interne:
    1. Muskelpotentialinhibierung   – bei unipolaren Systemen.
    2. „Entrance-Block"   – Wahrnehmungsfehler.
    3. „Exit-Block"   – Stimulationsfehler.
  - Schrittmachersyndrom: subjektive Mißempfindungen (Palpitationen, Schwindel) durch gleichzeitige Kontraktion von Vorhof (Sinusrhythmus) und Kammer (VVI-Schrittmacher).
    Intermittierend in der Auskultation sehr lauter 1. Herzton („Kanonenschlag").
    Intermittierend stark überhöhte Vorhofkontraktionswelle in der Venenpulskurve (a-Welle).
  - Externe Funktionsstörungen:
    1. Aus normaler Umwelt nicht zu erwarten.
    2. Ungefährlich sind: Radio, Fernseher, Rasierer, Mikrowelle und andere Haushaltsgeräte, Waffenspürgeräte, elektronische Kaufhaus-„Detektive".
    3. Bei elektrotherapeutischem Eingriff darf der Elektrokauter nur fern vom Schrittmacher eingesetzt werden, z. B. bei Prostataoperation; dabei die indifferente Elektrode unter das Gesäß legen und in unregelmäßigen kurzen Intervallen koagulieren:

    Beachte: Operation nur unter EKG-Kontrolle! Evtl. vorsorglich passagere Schrittmachersonde legen.

- Therapie von Funktionsstörungen:
  - Störungen durch Muskelpotentiale können durch Heraufsetzen der Empfindlichkeitsschwelle ausgeschaltet werden.
  - Das Schrittmachersyndrom (s. oben) ist nicht grundsätzlich vermeidbar; die programmierte Frequenz sollte sich deutlich von der überwiegenden Vorhoffrequenz unterscheiden.
  - Bei Pektoraliszucken und bei Singultus: Energie muß niedriger programmiert werden.
  - Bei Infektionen: radikal-chirurgische Entfernung anstreben, auch der Sonde (evtl. durch Dauerzug) mit langzeitiger Taschenspülung; evtl. neues Aggregat auf der kontralateralen Seite.
  - Bei Drucknekrose kann die Sonde belassen werden, das (meist neue) Aggregat muß verlagert werden.
  - Bei zunehmender Kantenrötung (meist magere Patienten) Systemverlagerung.
  - Bei Entrance- oder Exit-Block (s. o.) Erhöhung der Empfindlichkeit bzw. der Energie, evtl. Aggregataustausch mit oder ohne Sonde.
  - Bei Kabelbruch oder Adapterproblemen: neue Sonde bzw. Adaptertausch.
  - Bei frühzeitiger lokaler Reizschwellenerhöhung: medikamentöser Versuch einer besseren „Tonisierung" des Herzens, sonst Versuch mit Steroiden über 1–2 Wochen, evtl. erneute Plazierung an anderer Stelle im Ventrikel.

Überwachung

- Regelmäßige tägliche Pulszählung des Patienten ist nicht generell erforderlich; früh einfallende Eigenaktionen können der peripheren Pulszählung entgehen, führen zu einer vermeintlichen Frequenzreduktion und beunruhigen den Patienten unnötig.
- Regelmäßige Kontrolle durch halbjährliche ambulante Vermessung. Dabei erfolgt:
  - EKG in Ruhe.
  - EKG mit Magnetauflage, die eine starrfrequente (VOO) Stimulation bewirkt (unter Defibrillationsbereitschaft).
  - Telemetriedaten abrufen.
  - Tascheninspektion.
  - Beschwerdeschilderung des Patienten.
  - Körperliche Untersuchung in bezug auf Dekompensationszeichen.

  Beachte: Die Überwachung von Schrittmacherpatienten in der normalen ärztlichen Praxis ist bei zunehmend komplizierteren Systemen problematisch.

- Austauschkriterien:
  - Laufzeit bei modernen Aggregaten über 6 (bis 10) Jahre.
  - Austauschzeitpunkt: Bei 10% Frequenzabfall (bei den meisten Aggregaten) oder VOO-Funktion und/oder Impulsbreitenzunahme.

Notfallschrittmacher

- Bei akuter Asystolie, symptomatischer Bradykardie und fehlendem medikamentösen Effekt ergeben sich folgende schnelle Interventionsmöglichkeiten:
  - Extern über 2 großflächige Klebeelektroden ventral und dorsal des Herzens kann in VVI-Mode mit variabler Amplitude stimuliert werden; die Reizschwelle liegt meist bei 40–80 mA; problematisch sind Mißempfindungen, herabgesetzte Schmerzschwelle und Kontraktionen des M. pectoralis.
  - Intern-transösophageal (nicht geeignet bei AV-Block III. Grades) kann über eine starre Ösophagussonde an der Hinterwand des linken Vorhofes stimuliert werden.
  - Transvenöser Einschwemmstimulationskatheter zum rechten Ventrikel.
- Stimulation kann in Abhängigkeit vom Stimulationsgerät in VVI oder VOO, d. h. starrfrequent erfolgen.

Allgemeines

- Die invasive und nichtinvasive Therapie tachykarder Herzrhythmusstörungen setzt sich aus folgendem Stufenprogramm zusammen:
  - Medikamentöse Therapie (s. Kapitel „Herzrhythmusstörungen").
  - Spezielle Stimulationsformen mittels passagerem oder permanentem Schrittmacher.
  - Elektroschock (extern und intern).
  - His-Bündel-Ablation.
  - Antiarrhythmische Kardiochirurgie.
- Ektope (atriale oder ventrikuläre) tachykarde Herzrhythmusstörungen können voneinander nicht unterscheidbar ihren Ursprung in einem pathologischen Fokus oder in einer kreisenden Erregung (reentry) haben.

Technik/Indikation

- Unterschiedliche Formen antitachykarder Schrittmachertherapie:
  - Passager.
  - Implantierbar.
- „Overdrive pacing":
  - Oberhalb der Tachykardiefrequenz zur Terminierung von „Reentry"- oder autonomer Reizbildung: kurzzeitige Stimulation für Sekunden bis Minuten als „Overdriving".
  - Unterhalb der Tachykardiefrequenz (aber oberhalb der Spontanfrequenz) zur Prävention der Tachykardie: = permanentes „Underdriving".
- Kompetitive Einzelstimulation:
  - Zur Unterbrechung einer Tachykardie z. B. mittels dynamischer Zunahme der Vorzeitigkeit bis zum konvertierenden Effekt.

- Atriale Hochfrequenzstimulation:
  - Zur Überführung von Vorhofflattern in Vorhofflimmern (oder Sinusrhythmus); zur Terminierung von supraventrikulären Tachykardien (nicht bei Präexzitation).
  - Indikation ist gegeben bei Vorliegen von Kontraindikationen für Digitalis und Kardioversion, z. B. bei einer Digitalisintoxikation und einer supraventrikulären Tachykardie mit Block.
  - Vorteile: keine Narkose notwendig; Fortführung der Digitalistherapie möglich; 70%ige Erfolgsrate (in 50% Sinusrhythmus); komplikationsarm.
  - Durchführung: wandständiger bipolarer Stimulationskatheter im Vorhof; Stimulation für Sekunden bis Minuten mit einer Frequenz von 150–600/min im Sinne einer supraventrikulären Salve, evtl. Wiederholung.
  - Evtl. implantierbarer Empfänger, der von außen durch den Patienten auslösbar ist.
- Transösophageale Vorhofstimulation: Diagnostik und Therapie über ösophageale EKG-Sonde (s. auch S. 18).
- Ventrikuläre Hochfrequenzstimulation:
  - Wirkt durch kurze Salve = „burst".
  - Indiziert bei supraventrikulären Reentry-Tachykardien mit retrograder Überleitung und bei ventrikulären Tachykardien.

Prinzip

● Mittels transthorakal appliziertem Stromstoß wird eine synchronisierte Reizung aller nicht refraktären Myokardbezirke möglichst des gesamten Herzens angestrebt; alle diese Bezirke werden gleichzeitig depolarisiert und sind kurzzeitig nicht mehr erregbar.
Noch kreisende Erregungen beenden sich von selbst; der Sinusknoten oder ein anderes supraventrikuläres Zentrum können die normale Erregungsbildung und antegrade Erregungsleitung übernehmen.

Technik

● 2 Möglichkeiten:
  – Kardioversion: EKG-getriggert (R-Zacken), um einen Einfall in die vulnerable Phase mit konsekutiver Gefahr des Kammerflimmerns zu vermeiden; dadurch Terminierung von regelmäßigen Tachykardien oder Vorhofflimmern.
  – Defibrillation: Beendigung von Kammerflimmern.
● Durchführung:
  – Kurzer intensiver Gleichstromstoß.
  – Elektrolytgel auf Kontaktplatten senkt Hautwiderstand und schont die Haut.
  – Aufsetzpunkte für die Elektroden: 2. ICR rechts parasternal und 5. ICR in der vorderen Axillarlinie.
  – Wenn nötig in Kurznarkose.
  – Energiewahl: beginnend mit niedriger Energie (z. B. 150 Ws = Joule) und dann bei Ineffektivität stufenweise bis maximal 400 Joule steigernd; bei Vorhofflimmern 50–100 Joule meist ausreichend.
● Erfolg hängt ab vom Grundleiden, Vormedikation, Kreislaufzustand mit evtl. Hypoxie und Azidose sowie von der Akuttherapie (Suprarenin, Bicarbonat, Lidocain, Kalium, Sauerstoff).

Indikation

Tabelle 19   Differentialindikationen zur elektrischen Rhythmisierung

Kammerflimmern:	Defibrillation
Kammerflattern:	Kardioversion, Defibrillation
Kammertachykardie:	Kardioversion, Schrittmacher
Supraventrikuläre Tachykardie:	Kardioversion, Schrittmacher
Vorhofflattern:	atriale Hochfrequenzstimulation
Vorhofflimmern:	evtl. Kardioversion

Komplikationen

- Hautreizung, lokale Hautverbrennungen.
- CPK-Anstieg, SGOT-Anstieg (durch Schädigung von Interkostal-muskelzellen).
- Herzrhythmusstörungen wie Kammerflimmern bei Fehltriggerung oder Digitalisintoxikation oder aber Asystolie.
- Arterielle Embolie (daher muß z. B. eine Mitralstenose bei Kardio-version von Vorhofflimmern möglichst ausgeschlossen sein).

= Automatischer implantierbarer Kardioverter/Defibrillator (AICD)

Prinzip

- Stromstoß mittels am besten epikardial aufgenähter großflächiger Plattenelektroden.
- Vorteil: niedrigerer Energiebedarf als bei intrakardialer Entladung über transvenöse Elektrode.

Indikation

- Mehrfache Reanimationssituation trotz ausgereizter antiarrhythmischer Therapie.
- Fehlende Indikation zur operativen Endokardresektion.

Komplikationen

- Systembedingt ist die Unterscheidung zwischen ventrikulären Tachykardien und supraventrikulären Tachykardien mit aberrierender Leitung nicht immer möglich, so daß der AICD evtl. zu häufig in Aktion tritt.
- Gefährdung durch ausgelöstes Vorhofflimmern oder Kammerflimmern.

Prinzip

- Nicht operative Unterbrechung der atrioventrikulären Leitung an ihrer komprimiertesten Stelle, dem His-Bündel, mittels Kathetertechnik.
- Erfolgsrate 60–80%.

Durchführung

- Am Septum direkt unterhalb des septalen Trikuspidalsegels Koagulation des Endokards über His-Bündel-Katheter via V. femoralis, evtl. mehrfach.
- Gleichzeitig ventrikuläre Stimulationssonde für passageren Schrittmacher.
- Therapieziel ist ein kurativer AV-Block III. Grades mit anschließender permanenter Schrittmacherimplantation (evtl. DDD mit funktioneller Überleitungsverzögerung, entsprechend der oberen Grenzfrequenz).

Voraussetzung

- Bei elektrophysiologischen Voruntersuchungen müssen zusätzliche Leitungsbahnen ausgeschlossen sein.

Indikation

- Supraventrikuläre Tachykardien mit Kreislaufbeeinträchtigung, die medikamentös auf Dauer nicht zu unterdrücken sind.

Komplikationen

- Insgesamt geringer als bei chirurgischer Intervention.
- Tachykarde ventrikuläre Herzrhythmusstörungen.
- Myokardperforation mit Herzbeuteltamponade.
- Sepsis.

Prinzip/Indikation

- Gezielte chirurgische Durchtrennung von:
  - Schnell leitenden akzessorischen Bahnen mit Reentry-Neigung.
  - His-Bündel, falls keine Ablation möglich ist oder erfolglos blieb bei o. a. Indikationen.
  - Subendokardiale Leitungsfasern innerhalb von lokalen Reentry-Kreisen (z. B. postinfarzielle oder postmyokarditische Narbenrandgebiete); Voraussetzung ist ein genaues endokardiales „mapping" mit mehrfachen lokalen Einzel- und Doppelstimuli zur Provokation von Reentry-Tachykardien.
- Aneurysmektomie bei malignen therapierefraktären Herzrhythmusstörungen und nachgewiesener Myokardaussackung.

Perkutane transluminale Koronarangioplastie (PTCA)

Technik/Mechanismus

- Ballondilatation von Koronararterien mit Hilfe von Kathetern als nicht chirurgische Palliativmaßnahme zur Verbesserung der Durchblutung (A. Grüntzig 1977).
- Technik:
  - Zugang überwiegend über die Leiste (A. femoralis, Judkins-Technik), selten über den Arm.
  - Nach Lokalanästhesie Einführung eines Führungskatheters (8–9 F) mittels Seldinger-Methode in das Koronarostium, über den ein Führungsdraht sowie der eigentliche Dilatationskatheter in die Koronararterie vorgeschoben werden.
  - Der Dilatationskatheter trägt ein nicht elastisches Ballonsegment, mit dem ein Druck bis 12 atm auf das stenotische Gefäßsegment ausgeübt werden kann.
  - Dilatation durch mehrere Ballonfüllungen bis zum Erreichen eines hämodynamisch und angiographisch befriedigenden Ergebnisses (guter Fluß, Stenoseerweiterung).
- Mechanismus:
  - „Kontrollierte Verletzung" des atherosklerotischen Plaque.
  - Kompression des Atheroms bzw. Volumenerweiterung durch Flüssigkeitsabpressung in die Umgebung.
  - Stenoseerweiterung durch Dehnung des betroffenen Arteriensegmentes mit Zunahme des Außendurchmessers.
  - Zerreißung des Atheroms (Dissektion).
  - Nach erfolgreicher Dilatation fibröse Vernarbung im dilatierten Bezirk.

Indikation/Patientenauswahl

- Indikation erstreckt sich in der Regel auf Patienten mit koronarer Ein- und Zweigefäßerkrankung, zunehmend auch auf Patienten mit Mehrgefäßerkrankungen. Mehrgefäßerkrankungen mit diffusen Gefäßveränderungen bleiben hingegen zur möglichst kompletten Revaskularisation eine Domäne des chirurgischen Vorgehens.
- Patientenauswahl ist auch abhängig von der Anatomie des Gefäßsystems (Kurven, Seitenäste, Kollateralen) und der Morphologie der Stenose (Exzentrizität, Schweregrad, ulzerierte Plaques, Thromben). Proximale, umschriebene und hämodynamisch wirksame Stenosen mit kurzer Angina-pectoris-Symptomatik gelten als ideale PTCA-Indikation, als Kontraindikation gilt die Hauptstammstenose.
- Als Voraussetzung der PTCA ist ein objektiver Nachweis der Myokardischämie zu fordern (Ergometrie, Radionuklidventrikulographie, Thalliumszintigraphie).

Perkutane transluminale Koronarangioplastie (PTCA)

- Weitere Indikationen:
  - Instabile Angina pectoris.
  - Akuter Myokardinfarkt nach thrombolytischer Therapie (in 75% hochgradige Reststenosen).
  - Chronische Gefäßverschlüsse.
  - Stenosen in Venengrafts.

Komplikationen

- Koronarverschluß, meist als Folge einer Intimadissektion mit nachfolgender subintimaler Blutung; diese Komplikation macht oft eine notfallmäßige Bypass-Operation erforderlich (3–5%).
- Myokardinfarkt (2–3%).
- Exitus letalis (0,1–0,4%).

Resultate

- Akute Erfolgsrate, d. h. signifikante Stenoseerweiterung bei 85–90% der Patienten.
- Funktioneller Effekt:
  - Verschwinden pektanginöser Beschwerden.
  - Normalisierung von Ischämiezeichen im Belastungs-EKG, Radionuklidventrikulogramm und Thalliumszintigramm.
- Langzeitergebnisse:
  - Rezidivrate: um 30%. Auftreten in den ersten 4 Monaten nach PTCA mit einem Gipfel zwischen 4 und 8 Wochen. Langzeitresultate jenseits von 4 Monaten hängen von der Progression der Grundkrankheit ab, da Spätrezidive extrem selten sind.
  - Rezidivstenosen können mit hoher Erfolgsrate nochmals dilatiert werden (Wiederholungsangioplastie), so daß insgesamt von 70–80% offenen Gefäßen nach 5 Jahren ausgegangen werden kann.
- Langzeitnachbehandlung:
  - Thrombozytenaggregationshemmer.
  - Calciumantagonisten.
- Vorteile der PTCA im Vergleich zur Bypass-Operation:
  - Keine Thorakotomie notwendig.
  - Kürzerer Krankenhausaufenthalt.
  - Kein Anschlußheilverfahren erforderlich.
  - Schnellere Arbeitsfähigkeit.

Indikation

- Koronare Mehrgefäßerkrankung mit Angina-pectoris-Symptomatik, auch bei eingeschränkter Ventrikelfunktion (Ejektionsfraktion noch über 30%).
- Hauptstammstenose.
- Ein- und Zweigefäßerkrankungen stellen zunehmend eine Domäne der PTCA dar.
- Zweigefäßerkrankungen, wenn eine Ballondilatation technisch nicht möglich ist oder riskant erscheint („funktionelle Hauptstammstenose").

Technik

- Mediane Sternotomie und parallele Entnahme der Venentransplantate aus den Beinen (V. saphena magna und/oder parva).
- Alternativ Präparierung und Mobilisierung der linken und evtl. rechten A. mammaria interna.
- Verwendung der Herz-Lungen-Maschine (extrakorporale Zirkulation) und Hypothermie.
- Myokardprotektion durch kardioplegische Lösung zur Verminderung ischämischer Schäden.
- Anlage der peripheren Anastomosen durch End-zu-Seit- oder Seit-zu-Seit-Anastomosen („Jump"-, „Sequential-graft"-Technik).
- Verbindung der Venengrafts mit der Aorta ascendens durch End-zu-Seit-Anastomosen.
- Ggf. zusätzlich mechanische Desobliteration der Koronargefäße (Thrombendarteriektomie = TEA).
- Wiedererwärmung und Beendung der extrakorporalen Zirkulation.

Beachte: Revaskularisation so komplett wie möglich!

Resultate

- Operationsletalität: 1–2% bei elektiver Operation und kompensierter linksventrikulärer Funktion; bei einer Auswurffraktion unter 30% deutlicher Anstieg der Letalität.

- Perioperative Infarktrate: Ca. 6%; Ursache oft Bypass-Frühverschlüsse.

- Rate offener Transplantate: nach einem Jahr ca. 80%, nach 10 Jahren ca. 50%.
  Wesentlich günstigere Ergebnisse bei Arteria-mammaria-Bypass (nach 10 Jahren noch 80% offen).

- Bei notwendiger aortokoronarer Zweitoperation vergleichbare Operationsletalität und Langzeitprognose.

- Sogenannte Hochrisikopatienten (reduzierte linksventrikuläre Funktion, erhebliche Angina-pectoris-Symptomatik, geringe Arbeitstoleranz, massive ST-Streckensenkung) profitieren in besonderem Maße von der operativen Revaskularisation.

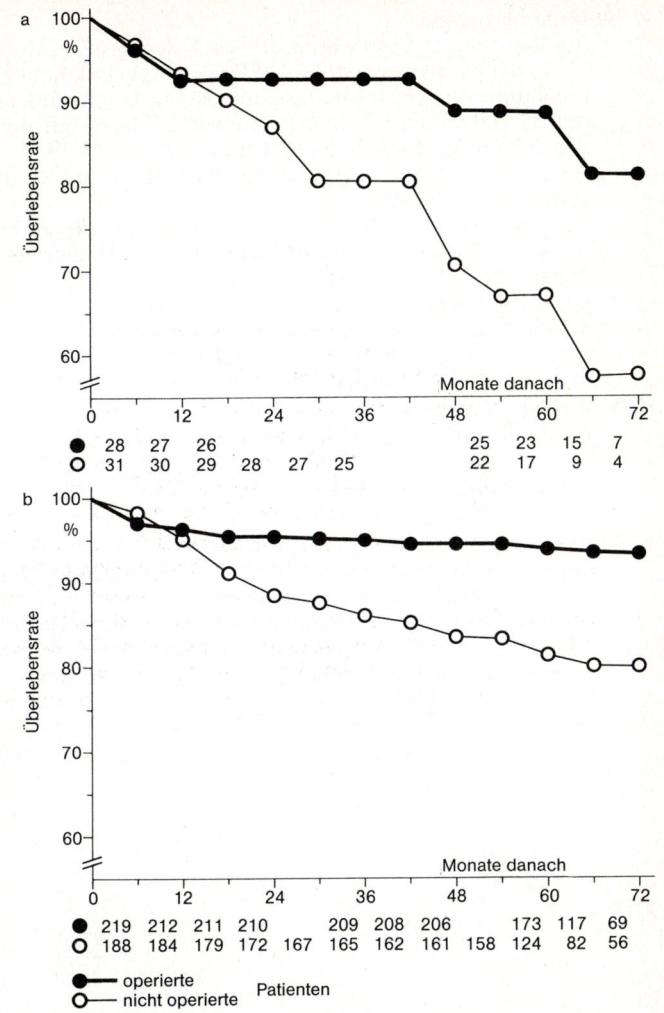

Abb. 30 Überlebenskurven bei konservativer und chirurgischer Therapie. a) Kumulative Überlebensdaten von Patienten mit linker Hauptstammstenose (o = medikamentös behandelte Gruppe, ● = chirurgisch behandelte Gruppe) (nach European Coronary Surgery Study Group 1982). b) Kumulative Überlebensdaten von Patienten mit Dreigefäßerkrankung (o = medikamentös behandelte Gruppe, ● = chirurgisch behandelte Gruppe) (nach European Coronary Surgery Study Group 1982).

- Ventrikelaneurysma:
  - Bindegewebige Ausbuchtungen als Folge großer Myokardin-farkte mit paradoxer systolischer Bewegung (Dyskinesie).
  - Indikation zur Aneurysmaresektion ist nur bei therapierefraktä-ren Herzrhythmusstörungen, schwerer Herzinsuffizienz und rezidivierenden Embolien gegeben.
  - Resektion nur bei abgegrenzten Narben, nicht bei diffusen, ausgedehnten Narben.
  - Technik: mediane Sternotomie, extrakorporale Zirkulation, Ventrikulotomie, Aneurysmaresektion; bei Einbeziehung der Papillarmuskeln gleichzeitiger Klappenersatz.
    Ggf. Entfernung intraventrikulärer Thromben.
    Anschließend möglichst komplette Revaskularisation.
  - Operationsletalität: 8–16%, im wesentlichen abhängig von der Funktion des Restmyokards.
- Ventrikelseptumdefekt:
  - Komplikation der akuten Infarktphase, in der Regel verbunden mit kardiogenem Schock und sehr hoher Letalität (95%).
  - Notfallmäßige Operation Therapie der Wahl.
  - Operationsletalität um 50%.
- Mitralinsuffizienz:
  - Papillarmuskeldysfunktion nach Infarkt häufig. Indikation zum Mitralklappenersatz bei hämodynamisch wirksamen Insuffizien-zen mit medikamentös nicht beherrschbarer Herzinsuffizienz.
  - Akute Mitralinsuffizienz bei partieller oder totaler Ruptur meist des posterioren, selten des anterioren Papillarmuskels.
    Hohe Letalität (70%), daher wegen schlechter Spontanprognose notfallmäßige Operation.

- Geschlossene Kommissurotomie:
  - Operationstechnik für unverkalkte, wenig fibrosierte Mitralstenosen ohne wesentliche Insuffizienzkomponente durch stumpfe Lösung der Verwachsungen.
  - Transventrikuläre Mitralklappensprengung am schlagenden Herzen nach Einführung eines Dilatators (nach Tubbs) über eine Inzision der linken Ventrikelspitze; Zugang über linksseitige anterolaterale Thorakotomie.
  - Geringe Letalität, jedoch hohe Reoperationsrate; anwendbar bei geeigneten Patienten zum Aufschub einer größeren Herzoperation.
- Offene klappenerhaltende Mitralchirurgie:
  - Verbesserung der Operationsergebnisse im Vergleich zur geschlossenen Kommissurotomie.
  - Möglichkeit der gleichzeitigen Korrektur einer Mitralinsuffizienz bzw. des Einsatzes einer Kunststoffklappe.
  - Zugang über mediane Sternotomie oder rechtsseitige anterolaterale Thorakotomie; extrakorporale Zirkulation und Kardioplegie.
  - Eröffnung des linken Vorhofs und Kommissurotomie durch scharfes Trennen der verwachsenen Mitralsegel.
  - Therapie der Mitralinsuffizienz durch Einsatz eines Carpentier-Ringes passender Größe (Anulorhaphie).
  - Operationsletalität: 1–2%; Langzeitresultate meist günstiger als bei Klappenersatz, nur geringe Anzahl thromboembolischer Komplikationen.

- Indikation: destruierte, verkalkte Mitralklappe mit andauernder Störung der Hämodynamik, wenn ein rekonstruktiver Eingriff nicht mehr möglich ist.
- Technik:
  - Mediane Sternotomie, Hypothermie, extrakorporale Zirkulation, Kardioplegie.
  - Eröffnung des linken Vorhofs und Resektion des Klappenapparates.
  - Implantation einer Kunststoffklappe bzw. einer Bioprothese.
- Resultate:
  - Operationsergebnisse besser bei Mitralstenose als bei Mitralinsuffizienz.
  - Letalität im wesentlichen von der ventrikulären Funktion und einer begleitenden ischämischen Herzkrankheit abhängig; Operationsletalität zwischen 2% bei kompensierter Funktion und 20% bei deutlich reduziertem Cardiac index (unter $2\,l/m^2$) und stark erhöhtem LVED (über 20 mm Hg).

- Indikation:
  - Aortenstenose: transvalvulärer Druckgradient über 50 mm Hg; Schweregrad III–IV nach NYHA.
  - Aorteninsuffizienz: hohes Regurgitationsvolumen (über 50%); linksventrikuläre Dekompensation.
- Technik:
  - Mediane Sternotomie, Hypothermie, extrakorporale Zirkulation, Kardioplegie.
  - Eröffnung der Aorta ascendens, Resektion der Klappe mit sorgfältiger Entfernung aller Kalkeinlagerungen (Hirnembolien!).
  - Implantation des größtmöglichen Klappenmodelles.
- Resultate:
  - Operationsletalität: 2–8%.
  - 5-Jahres-Überlebensrate: 75–85%; deutlich bessere Prognose bei operierten als bei konservativ behandelten Patienten.
  - Typische postoperative Komplikationen: perivalvuläres Leck (1,6–2,8%).

- Meist bei rheumatischen Affektionen im Verbund mit anderen defekten Klappen (Mitralklappe) oder relativer Mitralinsuffizienz mit pulmonaler Hypertonie und schwerer Rechtsherzinsuffizienz.

- Definitive Operationsindikation wird in der Regel erst intraoperativ gestellt:
  Rekonstruktive Verfahren (Anulorhaphie nach De Vega oder Carpentier) im Vordergrund, sehr selten Klappenersatz.

- Operationsletalität und Spätletalität bei Klappenersatz sehr hoch, bei rekonstruktiven Eingriffen wesentlich günstiger.

- Vorkommen bei rheumatischen Vitien mit abnehmender Tendenz wegen verbesserter Prophylaxe der rheumatischen Herzkrankheit.
- Relativ hohe Operationsletalität (bis 40%) und postoperative Embolierate.

- Klappenmodelle:
  - Kugelklappen (Starr-Edwards): ältestes Modell, in der initialen Phase erhebliche intravasale Hämolysen; hohe Thromboembolierate (3–10%/Jahr), hoher klappenbedingter Obstruktionsgradient; heute selten implantiert.
  - Scheibenklappen: hohe transvalvuläre Druckgradienten, hohe Thromboembolieraten.
  - Scheiben-Kippventile (Björk-Shiley, Lillehey-Kaster): geringere Thromboembolierate (2–8%/Jahr), bessere Hämodynamik.
  - Flügeltürklappen (St. Jude-Medical): geringes Thromboembolierisiko, sehr gute Hämodynamik.
  - Bioprothesen (Schweineklappen, Perikardklappen): Thromboembolieraten niedrig (0–3%/Jahr), gute Hämodynamik, höhere Lebensqualität bei kürzerer Haltbarkeit durch Klappendegeneration.

- Bei Kunststoffklappen ist wegen des hohen Thromboembolierisikos generell eine lebenslange Antikoagulation notwendig, die bei Bioprothesen meist nicht erforderlich ist.

- Bioprothesen verhalten sich im Hinblick auf die Dauerhaftigkeit ungünstiger als Kunststoffklappen, sie sind daher für jüngere Patienten ungeeignet.

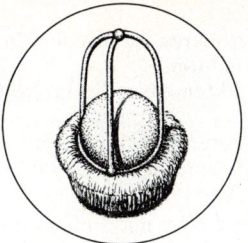

Starr-Edwards-Kugelprothese

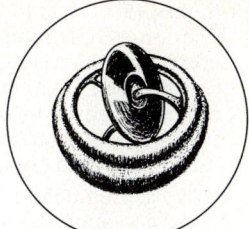

Björk-Shiley-Kipp-Prothese

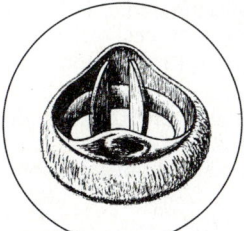

St.-Jude-Medical-Flügeltürklappe

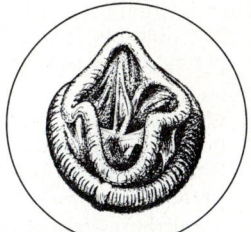

Schweinebioprothese

Abb. 31 Klappenmodelle.

- Vorhofseptumdefekt (s. S. 207 ff).
  - Operationsindikation bei größeren Shuntvolumina mit erheblicher pulmonaler Hyperzirkulation.
  - Technik: Bei Sekundumdefekten meist direkte Naht, sonst Deckung mit Kunststoffpatch.
  - Operationsletalität bei kleineren Defekten unter 1%, bei größeren Korrekturen (Atrioventrikularkanal) bis 15%.

- Ventrikelseptumdefekt (s. S. 210 ff).
  - Operation abhängig von der Größe des Shuntvolumens und vom pulmonalen Gefäßwiderstand.
  - Bei großem Shunt und Herzinsuffizienz Operation vor dem 2. Lebensjahr.

- Ductus Botalli apertus und aortopulmonales Fenster (s. S. 205 f).
  - Letalität bei Verschlußoperation des offenen Ductus Botalli gering, höher bei Operation eines aortopulmonalen Fensters.

- Pulmonalstenose (s. S. 218 f).
  - Operationsindikation abhängig vom Druckgradienten: Operation bei Gradienten über 70 mm Hg obligat.
  - Resektion im Infundibulum oder Kommissurotomie.
  - Letalität: 2–5%.

- Aortenisthmusstenose (s. S. 221 f).
  - Operationsindikation bei Druckgradienten über 50 mm Hg.
  - Ideales OP-Alter: 4.–16. Lebensjahr.
  - Resektion der Isthmusstenose, End-zu-Seit-Anastomose bzw. Interposition einer Kunststoffprothese.

- Fallotsche Tetralogie (s. S. 213 ff).
  - Totalkorrektur durch Verschluß des Ventrikelseptumdefektes und Rekonstruktion des rechtsventrikulären Ausflußtraktes.
  - Letalität: um 10%.

- Indikationen: Herzkrankheiten im Endstadium, die weder durch konservative noch durch eine herkömmliche operative Therapie gebessert werden können (Grundleiden meist dilatative Kardiomyopathie, seltener koronare Herzkrankheit).

- Voraussetzungen des Empfängers:
  - Lebensalter unter 55 Jahren.
  - Geringe zu erwartende Überlebenszeit.
  - Gesunde übrige Organe.
  - Kein Tumorleiden.
  - Kein Diabetes mellitus.
  - Normaler pulmonaler Gefäßwiderstand.

- Technik:
  - Explantation des Spenderherzens „en bloc" unter herzferner Durchtrennung aller großen Gefäße.
  - Exzision des kranken Herzens nach Anschluß an die extrakorporale Zirkulation; dorsale Vorhofanteile verbleiben in situ.
  - Einpassung des Transplantates und Anastomosierung.

- Postoperative Betreuung:
  - In der frühen Phase wegen hochdosierter Immunsuppression starke Infektanfälligkeit, daher vollständige hygienische Abschirmung des Patienten.
  - Lebenslange Immunsuppression mit Corticosteroiden und Cyclosporin A; Gefahr bedrohlicher Infektionen mit Viren, Bakterien und Pilzen.
  - Regelmäßige perkutane, transvenöse (V. jugularis) Endomyokardbiopsien zur Erkennung von Abstoßungskrisen.

- Resultate:
  - 1-Jahres-Überlebensrate 85%.
  - Postoperativ nach wenigen Tagen fast normale kardiale und allgemeine Leistungsfähigkeit.
  - Spätprognose durch vorzeitige Koronarsklerose (immunologischer Prozeß?) des Spenderherzens beeinträchtigt.

Sachverzeichnis

Lux/Matek/Riemann/Rösch

Checkliste Gastroenterologie

1986. 340 Seiten, 40 Abbildungen, 21 Tabellen
⟨flexibles Taschenbuch⟩ DM 36,–

Heim/Baltensweiler

Checkliste Traumatologie

2., überarbeitete Auflage
1984. 402 Seiten, 575 meist zweifarbige Abbildungen
⟨flexibles Taschenbuch⟩ DM 36,–

Schuster/Pop/Weilemann

Checkliste Intensivmedizin

einschließlich Vergiftungen
3., überarbeitete und erweiterte Auflage
1988. 367 Seiten, 6 Abbildungen, 26 Tabellen
⟨flexibles Taschenbuch⟩ DM 36,–

Senn/Drings/Glaus/Jungi/Sauer/Schlag

Checkliste Onkologie

2., überarbeitete Auflage
1988. 408 Seiten, 20 Abbildungen, 18 Tabellen
⟨flexibles Taschenbuch⟩ DM 39,–

Preisänderungen vorbehalten

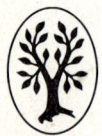

Georg Thieme Verlag Stuttgart · New York